Kathrin Klemp
Christina Niemann

Wellness
Wochenenden
für zu Hause

Kathrin Klemp
Christina Niemann

Wellness *Wochenenden* für zu Hause

Ernährungs-Tipps,
Fitmacher und Wohlfühlkuren
im Rhythmus der Jahreszeiten

nymphenburger

Besuchen Sie uns im Internet unter
www.nymphenburger-verlag.de

Schutzumschlag: Wolfgang Heinzel
Schutzumschlagmotiv: Getty Images, München
Illustrationen: Felix Weinold, Schwabmünchen
Satz: Walter Typografie & Grafik GmbH, Würzburg
Gesetzt aus 10,5/13,5 Optima
Druck und Binden: GGP Media GmbH, Pößneck
Printed in Germany
ISBN 3-485-01058-8

Inhalt

Einleitung

Sie fühlen sich schwer, müde, nicht recht wohl in Ihrer Haut und wünschen sich, überflüssige Pfunde loszuwerden? Sie möchten dem Stress des Alltags den Rücken kehren, Hektik und Termindruck hinter sich lassen und wieder Kraft schöpfen? Und das alles nicht nur einmal im Jahr? Dann sind die Verwöhn-Wochenenden, die wir Ihnen in diesem Buch vorstellen, genau das Richtige für Sie. Ob Frühjahr, Sommer, Herbst oder Winter – für jedes Quartal finden Sie drei zur Jahreszeit passende Diäten. Dazu beschreiben wir die passenden Fitmacher-Lebensmittel und es gibt viele Wellness- und Beautytipps.
Wir haben uns bei der Zusammenstellung der Wochenend-Programme nach der jeweiligen Jahreszeit gerichtet, denn jede von ihnen hat ihre Eigenarten und somit Einfluss auf unseren Organismus. Je mehr der Mensch sich im Einklang mit dem Rhythmus der Natur befindet, desto unbeschwerter kann er leben. Wer sich das zu Herzen nimmt, hat Aussicht auf Erfolg und steigert sein Wohlbefinden. Das gilt nicht nur für das Essen, sondern auch für den Schlaf, den Sport und die Kosmetik.
Sie werden merken, dass diese Wochenenden Ihnen helfen, mit guter Laune und einem neuen Körpergefühl in den Alltag zurückzukehren. Vielleicht gefallen Ihnen auch einzelne Elemente einer Diät oder einer Wellness-Übung so gut, dass Sie diese in Ihren Tagesablauf integrieren.
Wir wünschen Ihnen viel Spaß mit diesem vielfältigen Angebot. Suchen Sie sich das Passende heraus und vor allem: Genießen Sie Ihre Wochenenden!

Kathrin Klemp
Christina Niemann

Wohlbefinden durch bewusste Ernährung

Durch falsche, einseitige oder übermäßige Ernährung können sich im Körper Schlacken bilden. Zu viel Fett, Süßigkeiten, Alkohol, Nikotin, aber auch Stress können der Grund sein, weshalb sich Ablagerungen im Bindegewebe festsetzen. Generell entstehen im Körper laufend Abfallstoffe, deren Entsorgung der Organismus bei gesunder Lebensweise und Ernährung gut bewältigt. Zu Schlacken werden diese Verdauungs- bzw. Stoffwechselprodukte erst, wenn sie sich einlagern und der Körper die Entsorgung nicht mehr bewältigen kann.

Ungesunde Nahrung verursacht einen Stau im Organismus

Dann sind die Versorgung der Zellen und der Transport lebensnotwendiger Nährstoffe – die eigentlichen Aufgaben des Gewebes – gestört, denn Sauerstoff und alle Nährstoffe, die mit der Nahrung aufgenommen werden, gelangen über die Bindegewebsflüssigkeit in die Zellen. Diese ist das Bindeglied zwischen Körperzellen und Blutgefäßen. Sind die Zellen durch ungesunde Nahrung wie Fast Food oder Süßigkeiten noch gesättigt, kommt es zu einer Art Stau. Sämtliche Nährstoffe bleiben liegen und »versauern« – im wahrsten Sinne des Wortes. Die Folge: Sie fühlen sich unwohl, aufgedunsen, schlapp, müde und lustlos.

Bleibt die innere Reinigung über einen längeren Zeitraum hinweg aus, können schwere Krankheiten wie Arteriosklerose und Herzinfarkt, Rheuma, Gicht oder Diabetes entstehen.

Deshalb ist es wichtig und eine wohltuende Entlastung, den Organismus bei dieser schweren Arbeit zu unterstützen. Entschlackungstage helfen dabei, Zellen und Gewebe von überflüssigem Ballast zu befreien und zu »entstauen«.

Regelmäßige reinigende Wochenenden mit reichlich Obst, Gemüse und Ballaststoffen können kleine oder auch etwas größere Ernährungssünden wieder ausgleichen. Ab und zu sind rein vegetarische Kuren ganz besonders wohltuend. Deshalb gibt es pro Quartal auch je ein Veggie-Weekend.
Nach jedem unserer Wochenenden sind Sie wieder sensibler für die Signale Ihres Körpers, haben Lust am Essen, Appetit auf gesunde Sachen, spüren, was Ihnen gerade gut tut, und merken rechtzeitig, wenn Sie satt sind. Auf diese Weise halten Sie ohne Anstrengung Ihr Gewicht. Lästiges Kalorienzählen und Diäten gehören dann der Vergangenheit an.

Trinken Sie viel

Trinken reinigt, entschlackt und strafft

Ganz wichtig für die kleinen Wochenend-Entschlackungskuren ist das Trinken. Die Flüssigkeit sorgt dafür, dass überflüssige Bestandteile der Nahrung über Nieren und Darm abtransportiert werden. Dazu gehören Gifte, wie Nikotin und Alkohol, oder Schlackenstoffe. Der Körper wird von innen gereinigt und die Verdauung angekurbelt, Ihre Figur strafft sich und Sie bekommen eine samtweiche, rosige Pfirsichhaut.
Mindestens 2–3 Liter Flüssigkeit sollten Sie pro Tag zu sich nehmen. Ein Glas Wasser stillt außerdem den kleinen Hunger zwischendurch und vor den Mahlzeiten getrunken, dämpft es den Appetit. Nette Nebenwirkung: Sie sind nicht mehr so hungrig und essen dadurch weniger.
Als Durstlöscher eignet sich Mineralwasser am besten. Bevorzugen Sie solches mit wenig Kohlensäure oder stilles Wasser. Denn: Zu viel Kohlensäure kann den Körper übersäuern. Saftschorlen, verdünnte Gemüse-

säfte und andere kalorienarme Getränke sowie Früchte- oder Kräutertees sind ebenfalls geeignet für Ihre Entschlackungs-Wochenenden.

Die Verdauung – Zentrum des Wohlbefindens

Der Darm ist das zentrale Verdauungsorgan. Seine Schleimhäute bilden eine Art Schutzwand, die vor krank machenden Erregern schützt. Viele Abwehrzellen des Immunsystems werden in dieser Schleimhaut erst gebildet. Wichtig ist deshalb, dass die Darmschleimhaut mit Hilfe der Ernährung funktionstüchtig bleibt.

Durch Appetitzügler, Abführmittel oder Alkohol kann die empfindliche Darmflora beschädigt werden. In einem gesunden Darm wird die Nahrung in ihre Bestandteile zerlegt. Lebensnotwendige Nährstoffe wie Vitamine und Mineralstoffe werden von hier über das Blut und die Schleimhäute in Zellen und Gewebe weitergeleitet. Unverdauliche und unerwünschte Bestandteile der Nahrung werden über den Darm aus dem Körper herausbefördert.

Eine beschädigte Darmflora schadet der Gesundheit

Eine beschädigte Darmflora kann einen solchen reibungslosen Abbau nicht mehr gewährleisten. Verdauungsstörungen, wie Verstopfung, sind die am deutlichsten spürbare Folge. Das kann auf Dauer ziemlich gefährlich werden.

Prinzipiell arbeitet unser größtes Verdauungsorgan sehr effizient. Unter günstigen Voraussetzungen stehen 95 Prozent der Nahrung dem Körper später in Form von Kraftstoffen und Energie zur Verfügung. Kauen wir jedoch zu hastig, sind nervös, rauchen beim Essen oder trinken zu viel Alkohol, dann verlässt das Essen den Körper, ohne dass die wertvollen Wirkstoffe – zu unserem Nutzen – herausgelöst worden sind.

Damit der Darm einwandfrei arbeiten kann, braucht er ballaststoffreiche Nahrung wie frisches Obst und Gemüse, Hülsenfrüchte, Getreide, Nüsse, Joghurt oder Dickmilch. In knackigem Grünzeug wie Salat sind reichlich Vitalstoffe enthalten, die in den Blutkreislauf weitergeleitet werden.

Entlasten Sie den Körper mit Ballast- und Vitalstoffen

All diese Nahrungsmittel gibt es bei den Entschlackungs-Weekends reichlich zu essen. So ein Wochenende ist einfach ideal, um den Körper zwischendurch zu entlasten. Und auch grundsätzlich ist diese Ernährung geeignet, um den Organismus fit zu halten. So können sich erst gar keine Schlacken bilden.

Ausreichende Bewegung – dabei reicht ein 20-minütiger Spaziergang oder Treppensteigen statt Fahrstuhl – bringt den Darm außerdem auf Trab und kurbelt die Verdauung an.

Diät allein ist nicht genug

Eine ausgewogene Ernährung und regelmäßiges Entschlacken ist die Grundlage für einen gesunden, wohl proportionierten Körper. Doch das allein ist nicht genug. Hektik, Stress und Bewegungsmangel bestimmen bei vielen von uns den Alltag. Anspannung und unnatürliche Lebensweise, gegen die wir täglich ankämpfen, belasten unseren Organismus, unsere Haut, beeinträchtigen unsere Figur und unsere gesamte Erscheinung.

Bewegung ist das A und O für einen schönen, schlanken Körper

Wer schön und gesund sein möchte, muss sich auch aktiv bewegen. Denn nur vom Diätessen allein nimmt nicht jeder Körper ab. Oft antwortet der Organismus auf reduzierte Nahrungszufuhr mit einem verlangsamten Stoffwechsel – er passt sich der neuen Situation an und verbrennt um die 20 Prozent weniger Kalorien. Bewegung lässt den Stoffwechsel jedoch weiterhin auf hohen Touren laufen.

Relaxen Sie und tanken Sie neue Kraft

Ein weiterer wichtiger Faktor ist die körperliche und geistige Erholung: auf Anspannung auch Phasen der Entspannung folgen lassen. Dafür braucht man allerdings etwas Zeit. Und die haben heute leider die wenigsten Menschen. Eine gute Möglichkeit, sich die wichtigen Stunden für unsere körperliche und geistige Regeneration abzuknapsen, bietet daher das Wochenende. Wenn Sie nun einmal im Monat ein kombiniertes Wellness- und Entschlackungs-Wochenende einlegen, werden Sie sich nicht nur rundherum wohl fühlen und Ihre Diät durch Entspannungs- oder Fitnessübungen positiv unterstützen, sondern auch mental wieder aus dem Vollen schöpfen können.

Schlankmacher Bewegung

Die Natur hat uns mit zwölf Kilo Muskeln ausgestattet, damit wir aufrecht gehen, laufen, springen, Treppen steigen und lachen können. Wenn wir uns auf Dauer zu wenig bewegen, bauen wir Muskeln ab. Stattdessen setzt der Körper hinterhältigerweise Fettpölsterchen an. Unsere einzigen wirklichen »Fatburner« sind unsere Muskeln, denn mit jedem Gramm Muskelmasse verbrennt der Körper mehr Fett! Das bedeutet: Je weniger Bewegung, desto weniger Muskeln, desto weniger Möglichkeiten, Fett zu verbrennen.

Nur die Muskeln verbrennen Fett

Sportbücher haben oft eine entmutigende Wirkung; denn dort können Sie immer wieder lesen: Erst nach 30 Minuten sportlicher Belastung verbrennt der Muskel Fett. Das stimmt nicht! Wenn Sie richtig dosiert trainieren, zapft der Muskel seinen Fettspeicher schon in der ersten Sekunde an. Allerdings gilt (auch wenn es zunächst unlogisch klingt): Je intensiver die jeweilige Belastung ist, desto weniger Fett wird verbrannt. Zum Beispiel beim Treppensteigen: Wenn Sie eine Stufe pro Sekunde nehmen, verbrennen Sie 80 Prozent Fett und 20 Prozent Zucker. Nehmen Sie zwei Stufen pro Sekunde, kehrt sich das Verhältnis um und Sie verheizen höchstens 20 Prozent Ihres Hüftspecks.

Fazit: Sie brauchen sich Ihrer Figur zuliebe nicht bis zur Erschöpfung abrackern. Mit einem gleichmäßigen Bewegungstraining bei einem Puls unter 130 (messbar mit einer Pulsuhr) wird nachweislich am meisten Fett verbrannt. Regelmäßiges Ausdauertraining ist also die effektivste Methode, Pfunde zum Schmelzen zu bringen. Netter Nebeneffekt: Die Bewegung setzt im Körper Glückshormone frei, die die Stimmung heben.

Regelmäßiges Ausdauertraining macht schlank, fit und glücklich

Entspannung – die mentale Entlastung

Was unsere emotionalen Reaktionen auf Alltagsstress betrifft, funktionieren wir noch wie unsere Vorfahren in der Steinzeit, wenn sie von wilden Tieren angegriffen wurden. Wir können in der Regel allerdings weder kämpfen noch flüchten, wenn wir aggressiv sind. Wir fressen den Ärger in uns hinein, statt uns auszutoben. Wenn das häufiger passiert, gerät der Körper in eine ständige Abwehrhaltung, in eine Art Dauerstress.

In unserem Leben häufen sich die Stressfaktoren. Im Berufsleben geht's meist hektisch zu. Das Leben in der Stadt ist anstrengend. Man ist von Lärm und schlechter Luft umgeben, verbringt viel Zeit im Verkehrsstau oder in der vollen U-Bahn. Auch das Privatleben kann einen »schaffen«: Konflikte mit dem Partner und der Familie, Sorgen um die Kinder, das tägliche Organisieren von Haushalt und Essen ...

Besonders Frauen neigen dazu, sich zu überfordern, und wollen die vielen Dinge, für die sie sich verantwortlich fühlen, auch noch perfekt machen. Die Folge: Ständig wälzen wir Probleme, können nicht mehr abschalten und sogar die schönen Dinge des Lebens, wie beispielsweise einen Spaziergang in der Sonne, gar nicht mehr genießen. Die seelische und körperliche Reizschwelle ist herabgesetzt. Wir sind nicht mehr belastbar und werden anfällig für Krankheiten und Infekte.

Werfen Sie mentalen Ballast über Bord

Wenn Ihnen dieser Zustand bekannt vorkommt, wird es höchste Zeit zu entspannen. Das heißt, auch geistig zu entschlacken und den mentalen Ballast über Bord zu werfen! Dieses Loslassen im geistigen Sinn löst Blockaden und Verkrampfungen im Körper und beeinflusst so unser gesamtes Befinden: Es ist wissenschaftlich erwiesen, dass regelmäßige Entspannung die Muskeln elastischer macht, die Atmung vertieft, die Durchblutung fördert, den Blutdruck senkt, den Hormonspiegel reguliert und die Abwehrkräfte stärkt.

Schönheit kommt nicht nur von innen

Kennen Sie das? Sie sehen eine Frau und denken: »Die sieht aber wirklich toll aus!« Ein lebendiges Gesicht, das Glück ausstrahlt – ein schönes Gesicht. Dabei gilt: Schönheit hat nichts mit dem Alter zu tun. Heute blühen viele Frauen mit 40 erst auf. Dennoch: Die Haut ist ein sensibles Organ und braucht unsere Aufmerksamkeit und viel Pflege. Wir haben uns bisher damit beschäftigt, was wir von innen durch entschlackende Ernährung und durch Bewegung für unsere Schönheit tun können, doch letztlich hängt unser Aussehen davon ab, wie liebevoll wir uns um uns selbst kümmern – denn Fältchen sind nur zu einem Drittel genetisch bedingt. Also, denken Sie viel an sich und Ihre Haut und gönnen Sie sich öfter mal ein kleines Beauty-Programm.

Schlaf – das beste Schönheits- und Entspannungsmittel

Schlaf ist ein kostenloser Schönmacher

Ganz gleich, was Sie sonst noch für sich tun, achten Sie immer darauf, dass Sie ausreichend schlafen – denn Schlaf ist die beste Entspannung und das preiswerteste Schönheitsmittel, das es gibt. Eine durchwachte Nacht rächt sich: Sie hat die gleiche Auswirkung auf die Reaktionszeit wie 0,8 Promille im Blut. Schlafen Sie sich am Wochenende richtig aus! Nach einem erholsamen Schlaf ist die Welt wieder in Ordnung – Sie sind gut gelaunt und für die Anforderungen des Tages gerüstet. Während der Nacht werden viele Körpervorgänge auf Sparflamme gesetzt. Die Körpertemperatur sinkt um einige Zehntelgrade, der Atem wird flacher und langsamer, der Pulsschlag ist reduziert, der Blutdruck wird niedriger. Der Körper produziert weniger Stresshormone als im wachen Zustand, dafür vermehrt sich das Hormon Melatonin. Kurz: Der Organismus läuft während des Schlafens auf Sparflamme, dadurch tanken wir neue Energie für den Tag. Nur die Hautzellen arbeiten emsig: Zwischen Mitternacht und 4 Uhr morgens ist ihre Zellteilung am intensivsten. Also, Schlaf ist das beste Wellness- und Beauty-Mittel und die perfekte Unterstützung für ein Entschlackungs-Wochenende. Übrigens: Haben Sie keine Hemmungen, sich am Wochenende auch mal ein Nickerchen auf dem Sofa zu gönnen. Auch der kleine Schlaf zwischendurch ist extrem erholsam.

Neue Energie tanken

Gute Zeiten, schlechte Zeiten

Unser ganzes Universum tickt in seinem lebensbestimmenden Rhythmus. Die Natur hat ihre eigene Uhr, die sowohl gewaltige Zyklen – wie den von Ebbe und Flut –

als auch kleine immer wiederkehrende Bewegungen – wie das morgendliche Öffnen von Pflanzenblättern – bestimmt. Auch die Funktionen des menschlichen Organismus unterliegen einem System, das sich aus der Anpassung an die vier Zeitprogramme Tag, Jahr, Mond und Gezeiten entwickelt hat. Zeit heißt auf Griechisch *chronos* und ihre Wissenschaft Chronobiologie. Die Asiaten orientieren sich an fünf Elementen und sagen: Im jahreszeitlichen Rhythmus durchwandern Natur und Mensch die Energien des Feuers, der Erde, des Metalls, des Wassers und des Holzes.

Die moderne 24-Stunden-Gesellschaft braucht dieses Wissen um die Chronobiologie. Elektrisches Licht, Fernreisen und Schichtarbeit erschweren zunehmend das Leben im Einklang mit dem physikalisch vorgegebenen Takt. So ist es kein Zufall, dass wir beispielsweise zu bestimmten Zeiten Hunger verspüren, im Winter mehr Appetit auf etwas Deftiges haben als im Sommer oder im Frühjahr plötzlich einen ausgeprägten Bewegungsdrang empfinden. Wenn wir uns auf die Natur besinnen und unserem inneren Verlangen nachgeben, können wir durch dieses gezielte Leben im Einklang mit den Jahreszeiten viel für unser Wohlbefinden tun: Die Entschlackung oder auch ein kleines Verschönerungs- oder Entspannungsprogramm werden dann auf wunderbare Weise unterstützt und sind von Erfolg gekrönt. Sie selbst wird vielleicht so ein »fließendes« Gefühl erschleichen, etwa so, als wären Sie bislang immer gegen den Strom geschwommen und könnten sich jetzt plötzlich mühelos von den Wellen treiben lassen.

Ein Leben im Einklang mit der Natur fördert das Wohlbefinden

Frühling

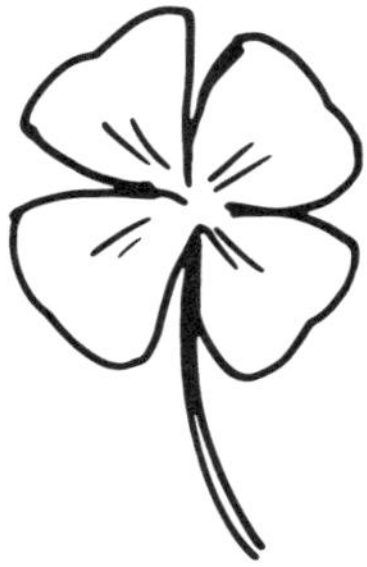

Frühlingserwachen

Die ersten zarten Knospen und saftiges Grün erwecken uns aus unserem Winterschlaf. Jetzt kommen Frühlingsgefühle auf und locken uns nach draußen. Der Körper lechzt nach Licht, Luft und Lebendigkeit. Der gesamte Organismus ist auf Action und Regeneration getrimmt. Aromatische Kräuter und frisches, ballaststoffreiches Gemüse reinigen von innen. Viel Bewegung sorgt für den nötigen Schwung.

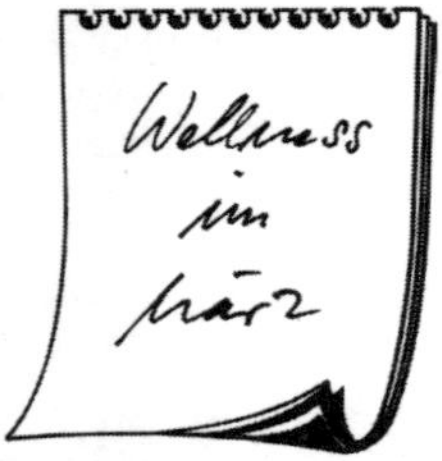

Ran an den Speck!

Endlich ist es so weit: Die ersten Schneeglöckchen haben sich hervorgekämpft und die Sonne beginnt im März langsam wieder auf der Nasenspitze zu kitzeln. Höchste Zeit, sich aus dem Winterschlaf hochzurappeln und draußen klare Frühlingsluft zu tanken. Es duftet nicht nur herrlich nach frischer Erde, der Sauerstoff gibt unserem Körper einen wahren Energiekick! Nachdem wir mehrere Monate lang in stickigen Räumen mit trockener Heizungsluft ausharren mussten, bekommen unsere Körperzellen jetzt einen kräftigen Sauerstoffschub.

Runter vom Sofa und raus in die Natur

Deshalb sollte man seine sportlichen Aktivitäten, so oft es geht, nach draußen verlagern. Denn nur bei guter Sauerstoffversorgung können unsere Muskeln fleißig Fett verheizen. Am besten gelingt dies mit Ausdauersport wie Joggen oder Inline-Skaten. Unterstützen Sie diesen Vorgang durch eine gezielte Ernährung mit Fatburnern. Eine ideale Kombination, um Winterspeck loszuwerden! Der Speck sicherte unseren Vorfahren das Überleben. Heute sorgen unsere Gene leider immer noch dafür, dass wir uns während der kalten Jahreszeit Reserven anfuttern und vielleicht sogar Cellulite bilden. Doch spätestens im März wollen wir die überflüssigen Pfunde und lästigen Dellen wieder loswerden. Unterstützen können Sie Ihr Bodyforming noch durch eine gezielte Pflege der Problemzonen.

Ernährung: Essen Sie sich schlank

Fatburner sind natürliche Substanzen, die im Organismus für eine optimale Fettverbrennung sorgen und dadurch den Stoffwechsel aktivieren. Dazu gehören Nährstoffe wie Kohlenhydrate und Eiweiß, Vitamine, Spurenelemente und Mineralstoffe sowie körpereigene Hormone. Mit unserem Fatburner-Wochenende können Sie dem Winterspeck durch gezielte Ernährung und Übungen erfolgreich zu Leibe rücken.
Fett verbrennt im Feuer der Kohlenhydrate. Deshalb sollten Sie Ihren Hunger mit reichlich gesunden Kohlenhydraten aus Nudeln, Kartoffeln, Reis, Brot, Müsli, frischem Obst und Gemüse stillen. Wer viel davon isst, wird schneller satt und der Blutzuckerspiegel bleibt schön im Gleichgewicht.

Den Blutzuckerspiegel konstant halten

Auch Muskeln sind Fatburner. Die Muskulatur wird aus Eiweiß aufgebaut. Nur wenn genug davon vorhanden ist, wachsen die fetthungrigen Stränge – stimuliert durch viel Bewegung – zu ansehnlichen Wölbungen heran. Der Eiweißbaustein Methionin spielt eine Schlüsselrolle beim Muskelaufbau und damit bei der Fettverbrennung. Methionin steckt in Leber, Eigelb, Fleisch, Linsen, Fisch, Geflügel, Käse, Joghurt und Sojaprodukten.
Um die Winterpölsterchen zu dezimieren, ist Vitamin C unentbehrlich: Es hilft, Fett mobilisierende Hormone herzustellen. B-Vitamine sind Bestandteile von Enzymen, die die Stoffwechselfunktionen beschleunigen oder über-

haupt erst möglich machen. Gute Quellen für Vitamin B sind alle Vollkornprodukte, wie z. B. Schwarzbrot, sowie Kartoffeln, Nudeln, Obst und Gemüse. Unter den Spurenelementen ist Jod der Feind des Winterspecks; es ist das zentrale Bauelement der Schilddrüsenhormone. Wenn zu wenig davon vorhanden ist, läuft der Stoffwechsel auf Sparflamme. Besonders jodhaltig sind Seefische, Meeresfrüchte sowie mit Jodsalz zubereitete Speisen. Noradrenalin ist das positive Stresshormon des Körpers. Es sorgt dafür, dass der Organismus schnell mit Energie versorgt wird – bevorzugt aus den Fettreserven. Das Hormon wird aus Eiweißbausteinen hergestellt. Milch, Joghurt, Eier, Geflügel oder Meeresfrüchte sind gute Lieferanten.

Optimale Zusammenstellung der Lebensmittel

Die folgenden Rezepte und Hinweise helfen Ihnen, Fett verbrennende Lebensmittel optimal zusammenzustellen und übers Wochenende schnell mal ein paar Pfund abzunehmen – damit der Frühling kommen kann.

Fitmacher des Monats

Schellfisch: Mit bis zu zehn Kilogramm Gewicht bei einem Meter Länge gehört dieser Wasserbewohner zu den Schwergewichten unter den Fischen. Sein Fleisch ist allerdings mit 0,1 g Fett pro 100 g nicht nur besonders mager, sondern enthält auch leicht verdauliches Eiweiß, Selen, Jod, Kalium, Kalzium, Zink und B-Vitamine. Kurz gegrillt mit würzigen Kräutern, wie Thymian oder Rosmarin, ist Schellfisch eine Delikatesse.

Spinat: Die dunkelgrünen, aromatischen Blätter stammen ursprünglich aus dem persisch-arabischen Raum. Spinat enthält hochwertiges Eiweiß, reichlich Vitamin C, Folsäure und B-Vitamine; außerdem Jod und Magnesium. Chlorophyll macht die zarten Blätter so schön grün und sorgt im Organismus dafür, dass unsere Immunabwehr gestärkt wird. Bitterstoffe, wie die hormonähnliche Substanz Sekretin, regen die Bauchspeicheldrüse an und unterstützen die gesamte Verdauung. Carotinoide wie Betakarotin schützen Haut und Schleimhäute und stärken die Augen. Besonders köstlich ist Spinat roh als knackiger Salat mit frischen Champignons und Tomaten.

Rezepte

Zwischenmahlzeiten
Wählen Sie aus diesen Vorschlägen zwei Zwischenmahlzeiten pro Tag:

- 2 EL körnigen Frischkäse mit Jodsalz, Pfeffer und 1 TL gehackten Kräutern verrühren und auf 1 Sesamknäckebrot streichen.
- 2 Reiscrispies, 1 Blutorange.
- 200 ml Buttermilch mit 2 EL honiggesüßtem Sanddornsaft (Reformhaus) und Zimt verrühren.
- 2 Grissini, umwickelt mit 2 hauchdünnen Scheiben Parmaschinken.
- Bananen-Kefir-Shake: 1 kleine Banane, 2 EL Limettensaft und 150 ml Kefir im Mixer verrühren.
- 2 Mini-Kokoszwieback, dazu 1 Kiwi.
- Bananen-Quark-Tiramisu: 2 Mini-Kokoszwieback in ein Schälchen legen und mit dem Saft von $\frac{1}{2}$ Orange beträufeln. 1 kleine Banane in Scheiben darauf verteilen. 75 g Magerquark, 1 EL Mineralwasser, Saft von $\frac{1}{2}$ Orange und 1 TL Honig verrühren und auf den Bananen verteilen. Gut gekühlt genießen.

Freitag

Abends: *Schellfischgratin zu Basmati-Reis*

Zutaten:

50 g Basmati-Vollkornreis

Jodsalz

300 g Blattspinat

1 kleine Tomate

Pfeffer

gemahlene Muskatnuss

$^{1}/_{2}$ Zitrone

200 g Schellfischfilet

1 EL fein geriebener Parmesan

So wird's gemacht:

Reis in Salzwasser quellen lassen. Spinat abspülen, tropfnass in einen heißen Topf geben und zusammenfallen lassen. Mit Salz, Pfeffer und Muskat würzen und abtropfen lassen. Die Zitrone in Scheiben schneiden. Fisch abspülen, trockentupfen und würzen. Die Tomate würfeln, unter den Spinat mischen und in eine Auflaufform geben, Zitronenscheiben und Fisch darauf legen und zuletzt Parmesan darüber streuen. Im Ofen bei 200 Grad 15 Minuten überbacken. Dazu den Reis essen.

Samstag

Morgens: *Müsli mit Banane und Kefir*

Zutaten:

3 EL Fünfkornmüsli

1 kleine Banane

150 ml Kefir

1 TL Ahornsirup

etwas Zitronenmelisse

So wird's gemacht:
Müsli mit der in Scheiben geschnittenen Banane in einem Schälchen anrichten. Kefir und Ahornsirup darüber geben. Mit Melisse garnieren.

Mittags: *Penne mit Spinat*

Zutaten:
40 g Penne
Jodsalz
1 TL Pinienkerne
1 Zwiebel
1 TL Olivenöl
4 Champignons
200 g Blattspinat
Pfeffer
Cayennepfeffer

So wird's gemacht:
Nudeln in Salzwasser nach Packungsanweisung garen. Pinienkerne in einem Topf anrösten. Zwiebel schälen, hacken und im Öl andünsten. Pilze klein schneiden, Spinat verlesen und waschen. Beides zur Zwiebel geben, unter Wenden circa 1 Minute braten und mit den beiden Pfefferschoten würzen. Nudeln abgießen und mit dem Gemüse mischen, Pinienkerne darüber streuen.

Abends: *Schellfisch-Nuggets aus dem Wok*

Zutaten:
100 g Basmati-Vollkornreis
Jodsalz
2 Möhren
100 g Blattspinat
1 Zwiebel

1 TL Sonnenblumenöl
Saft von $^1/_2$ Limette
1 TL Honig
Cayennepfeffer
200 g Schellfischfilet

So wird's gemacht:
Reis etwa 20 Minuten in Salzwasser quellen lassen. Möhren in Scheiben schneiden, Spinat verlesen und waschen. Zwiebel hacken und im Öl andünsten. Möhren und Spinat zugeben, unter Rühren im Wok 3 Minuten braten. Einen Teil des Limettensafts, 3 EL Wasser, Honig, Salz und Cayennepfeffer hinzufügen. Fisch abspülen, in Stücke schneiden, mit Salz, Pfeffer und 1 TL Limettensaft würzen und auf dem Gemüse 3 Minuten zugedeckt garen. Dazu die halbe Menge Reis. Die andere Hälfte für Sonntagabend aufheben.

Sonntag
Morgens: *Schnittlauch-Rührei auf Vollkornbrot*

Zutaten:
1 Ei (Größe S)
2 EL Mineralwasser
Jodsalz, Pfeffer
$^1/_2$ Bund Schnittlauch in feinen Röllchen
1 Scheibe Vollkornbrot
2 Saftorangen

So wird's gemacht:
Ei, Mineralwasser, Salz, Pfeffer und Schnittlauch verquirlen. In einer beschichteten Pfanne zu einem Rührei stocken lassen. Auf dem Vollkornbrot anrichten. Orangen auspressen und den Saft dazu trinken.

Mittags: *Frühlingsrollen mit Putenbrust*

Zutaten:

3 Reispapierblätter (12 cm Ø; aus dem Asialaden)
2 Scheiben geräucherte Putenbrust
2 Möhren
50 g Salatgurke
etwas frische Petersilie
2 EL Radieschensprossen
2 EL süß-saure Fertigsoße (aus dem Asialaden)

So wird's gemacht:
Reispapierblätter auf einem Küchenhandtuch ausbreiten, mit Wasser bestreichen und einweichen lassen. Putenbrust, Möhren und Gurke klein schneiden und mischen. Gehackte Petersilie untermischen. Vorbereitete Zutaten und Radieschensprossen auf den Reisblättern verteilen, die Blätter aufrollen und die Seiten dabei nach innen klappen. Nach Belieben kalt zum Dippen in süß-saurer Soße verwenden oder 4 Minuten über Wasserdampf in einem Bambusdämpfer (aus dem Asialaden) oder in einem Sieb erhitzen.

Abends: *Pikanter Reis-Salat*

Zutaten:

1 kleines Stück frischer Ingwer
1 Lauchzwiebel
50 g Magerjoghurt
Jodsalz
Pfeffer
mildes Curry-Pulver
1 kleiner Apfel
75 g junger Blattspinat
Basmati-Vollkornreis vom Samstag

So wird's gemacht:
Ingwer schälen und zusammen mit der Zwiebel fein hacken. Mit Joghurt, Salz, Pfeffer und Curry verrühren. Apfel entkernen, fein würfeln und mit dem Dressing mischen. Spinat verlesen, abspülen und gut abtropfen lassen. Spinat und Reis auf einem Teller anrichten und das Dressing darüber träufeln.

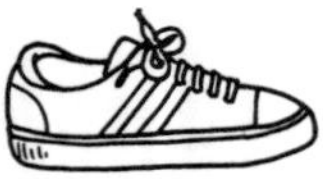

Fitness: Joggen und Skaten – sanft und effektiv

Endlich! Die ersten Sonnenstrahlen locken, die Tage werden wieder länger – der ideale Zeitpunkt, um nach der Winterpause in Schwung zu kommen und ein paar Pfunde purzeln zu lassen. Aktivität kurbelt den Fettverbrauch des Körpers an. Dabei kommt es gar nicht darauf an, athletische Höchstleistungen zu vollbringen. Im Gegenteil: Nur im niedrigen Belastungsbereich der ruhigen Ausdauersportarten – wie beispielsweise Joggen und Inline-Skaten – reicht die Sauerstoffversorgung des Körpers aus, um Fett zur Energiegewinnung heranzuziehen. Durch die gleichmäßige Bewegung an der frischen Luft wird die Sauerstoffversorgung optimiert und die Fettverbrennung angeregt. Zusatzplus: Das Herz arbeitet ökonomischer, der Blutfettspiegel wird positiv beeinflusst und das Immunsystem gestärkt.

Bewegung an der frischen Luft kurbelt die Fettverbrennung an

So kriegen Sie laufend Ihr Fett weg

Langsames Joggen ist in jeder Hinsicht der ideale Fatburner-Sport. Egal, wo Sie wohnen oder sich gerade aufhalten, joggen können Sie eigentlich immer und überall. Als Equipment benötigen Sie nur ein paar gute Laufschuhe und bequeme, atmungsaktive Sportkleidung. Dann geht's schon los! Um im richtigen Fettverbrennungsbereich zu bleiben, darf Ihnen während des Laufens niemals die Puste ausgehen.

Laufen Sie dem Fett davon

Faustregel: 220 – Lebensalter = Maximalpuls. Davon stellen 60 bis 70 Prozent die optimale Trainingszone dar. Also: Wenn Sie 30 Jahre alt sind, liegt Ihr Maximalpuls bei 190 Schlägen pro Minute; die optimale Trainingszone ist ein Puls von 114 bis 133. Eine zuverlässige Kontrolle bietet ein Pulsmesser.

Wenn Ihnen dieses Gerät zu aufwendig ist, hilft folgende Atemtechnik: Atmen Sie drei Schritte lang ein und drei Schritte lang aus. Wird die Luft knapp, sollten Sie das Tempo drosseln, während Sie den Atemrhythmus beibehalten. Etwas besser Trainierte können den Rhythmus auf zwei Schritte für das Ein- und drei Schritte für das Ausatmen umstellen. Passen Sie so Ihr Tempo der Atmung an (nicht umgekehrt!).

Tipp: Wenn Sie sich während des Laufens noch mit sich selbst oder Ihrem Laufpartner unterhalten können, ist alles im grünen Bereich.

Freitagabend: Run mit Fun

Keep on running!

Haben Sie am Anfang Geduld, damit Ihr Körper sich auf die ungewohnte Belastung einstellen kann. Lassen Sie's ruhig angehen. Mehr als 15 Minuten Laufen am Stück sollten Sie sich heute nicht zumuten. Ungeübte können auch erst mal vorsichtig mit einem Wechsel von Geh- und Laufintervallen beginnen.

Samstag und Sonntag: Auf Trab kommen

Morgens ist die Welt noch in Ordnung. Traben Sie deshalb am besten gleich direkt nach dem Aufstehen ohne

Frühstück los. Kostet zwar Überwindung, spart jedoch Zeit und hat seine Vorteile: Kein voller Magen, keine nervenden Anrufe – nichts kann sich zwischen die wohlige Bettwärme und die Frischluft drängen. Und: Wer nüchtern trainiert, zwingt den Körper, Fett zu verbrennen, weil nur wenig vom schnell verfügbaren Zucker im Blut kreist. Dieser reinigende Effekt wird immer dann in Gang gesetzt, wenn der Körper sich nach längeren Phasen der Nüchternheit bewegt. Deshalb nie unmittelbar nach dem Essen joggen!

Ein voller Magen läuft nicht gern

Damit Sie keine Verletzung riskieren, wenn Sie noch etwas ungelenk frisch aus dem Bett kommen, gehen Sie zunächst am besten fünf Minuten mit raschem Schritt und lockern mit ein paar Stretching-Übungen Ihre Muskeln. Dehnen Sie etwa 20-mal jeweils für zwei Sekunden mit geradem Rücken die Waden- und Oberschenkelmuskulatur. Dann joggen Sie langsam und locker etwa eine Viertelstunde drauflos. Danach legen Sie einige Kurzsprints von bis zu sieben Sekunden ein, damit die Fettverbrennung mal so richtig einheizt. Aber nicht übertreiben, damit der Körper nicht in ein Sauerstoffdefizit gerät, das die Fettverbrennung verhindert. Trinken Sie ab und zu einen Schluck Wasser (etwa einen halben Liter), damit Ihre Flüssigkeits- und Mineralstoffversorgung gewährleistet ist, wenn der Schweiß tropft. Dadurch vermeiden Sie auch ein Leistungstief.

Walk of the Day

Mittags oder nachmittags gönnen Sie sich als Belohnung für Ihre Disziplin eine besonders schöne Umgebung für einen Spaziergang oder zum Walken, zum Beispiel einen malerischen Weg an einem Flusslauf oder ein ruhiges Waldstück. Nehmen Sie sich mindestens 60 Minuten Zeit für Ihr Lieblingsziel. Bewegung ist die einfachste Möglichkeit, einen freien Kopf zu bekommen. Dieser forcierte Spaziergang bietet einen doppelten Effekt: Sie können die Natur genießen und sich selbst auch im übertragenen Sinne gehen lassen. Die Gelegenheit, seelischen Ballast mal über Bord zu werfen! Der Stress der letzten Tage bleibt dabei sicher auf der Strecke. Wer unbedingt möchte – zwingen Sie sich jedoch zu nichts –, achtet nebenbei auf seine Füße: Die Ferse setzt immer zuerst auf. Alternativ bietet sich übrigens auch ein Skating-Ausflug auf acht Rädern an. Natürlich sind unser Zeitplan und die Tipps nur Vorschläge. Variieren Sie nach Lust und Laune.

Laufend einen freien Kopf bekommen

Im Trend: Skaten gegen Fettpölsterchen

Auf der Rolle verbrauchen Sie nicht nur mehr Kalorien als beim Laufen, Skaten ist auch sonst für Einsteigerinnen, die abnehmen möchten, ideal: Denn die rollende Fortbewegung intensiviert das Körpergefühl. Und wer einen neuen, lustvollen Zugang zu seinem Körper findet, tut sich leichter, seine Ernährung umzustellen. Ein weiterer Pluspunkt: Knie- und Fußgelenke werden kaum belastet. Der einzige Haken am Skaten ist das relativ hohe Verletzungsrisiko. Deshalb sollten Sie den Ausflug auf den Asphalt grundsätzlich immer nur mit Schutzausrüstung (Helm, Hand-, Knie- und Ellenbogenschützer) wagen.

Beauty: Bye-bye, Cellulite

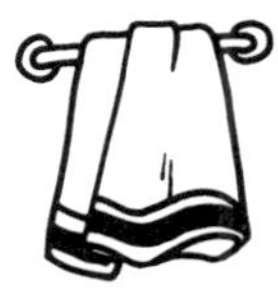

Im Frühling will man sich langsam hübsch machen für den nahenden Sommer und dann zeigt sie sich oft besonders ausgeprägt: Orangenhaut – ein schönes Wort für ein unschönes Phänomen: kleine und große Dellen, meist an Po, Oberschenkeln und Oberarmen. Jede zweite Frau ist mit ihren Rundungen unzufrieden und gab bisher »Mama« die Schuld: Viele hielten Cellulite ausschließlich für eine Veranlagungssache. Doch jüngste Forschungsergebnisse beweisen, dass auch andere Gründe dafür verantwortlich sein können.

Runde Kurven sind nicht unbedingt erblich

So das Missverhältnis zwischen vergrößerten Fettzellen und unflexiblem Bindegewebe. Während die Fettzellen im Laufe der Lebensjahre an Größe zunehmen, passt sich das zwischen den Zellen gelegene Gewebe nicht entsprechend an. Die Folge: Dellen. Experten empfehlen, bereits ab dem 16. Lebensjahr figurbewusst zu leben, d. h., Gewichtsschwankungen zu vermeiden, sich gesund zu ernähren und regelmäßig Sport zu treiben. Pflegeprodukte mit Fettblockern stoppen das Eindringen von Fett in die Zellen.

Auch Hormone können die Ursache allen Übels sein. Sie steuern den Fettabbau. Bei Frauen ist das Fettgewebe an Po und Oberschenkeln für eine Stillzeit strukturiert. Deshalb kann es sich bei einem Östrogenanstieg bis aufs Zehnfache ausdehnen. Hormonschwankungen durch Pubertät, Pille, Schwangerschaft oder Wechseljahre können Orangenhaut auslösen oder verstärken.

Die Lösung: Vor allem während der Schwangerschaft darauf achten, nicht zu viel zuzunehmen. Pflanzenhormone stimulieren den natürlichen Fettabbau.

Stress schadet der Haut

Oft unterschätzt als Hässlichmacher: Stress. Lebensrhythmus und Essverhalten beeinflussen die Fetteinlagerung in den Zellen. Beispielsweise arbeitet der Stoffwechsel einer Hochleistungssportlerin anders als der einer Bürokraft, die sich langsam bewegt und von Fast Food lebt.

Eine gelassenere Lebensweise, regelmäßige Mahlzeiten, Verzicht auf Zigaretten und das Verwenden von belebenden Bodylotions wirken sich beruhigend auf das Hautbild aus.

»No smoking« gilt für alle, die eine schöne Haut haben möchten

Fünf Anti-Cellulite-Tipps aus der Natur

1. Meersalz-Peeling: Den Körper von den Füßen bis zum Hals mit einem Peeling aus 40 g Meersalz, 30 g Sojaöl und 75 Tropfen ätherischem Limonenöl in kreisenden Bewegungen massieren und abduschen.
2. Zitronenöl-Kur: Je 4 Tropfen Zitronen- und Zypressenöl mit 2 EL Jojobaöl mischen. 6 Wochen lang morgens und abends die Oberarme, Beine, Po und Hüften damit massieren.
3. Seiden-Massage: Wer zu Besenreisern neigt, sollte sanft zu seiner Haut sein: Tauchen Sie daher einen türkischen Seidenhandschuh (Reformhaus) in warmes Wasser und reiben Sie sorgfältig über die Problemzonen.
4. Ayurveda-Trick: Anhänger der indischen Gesundheitslehre schwören auf eine Entschlackung mit heißem Wasser. Pro Tag 2–3 Liter Wasser ca. 10 Minuten abkochen lassen. Aus einer Thermoskanne in kleinen Schlucken trinken.
5. Feng-Shui-Bad: Ein Bündel frisches Gras 30 Minuten kochen lassen. Den Sud ins Badewasser geben. Wirkt entgiftend.

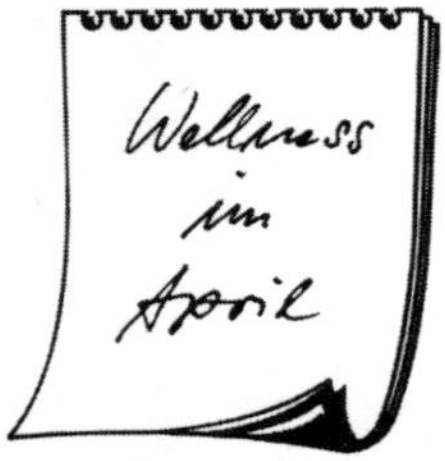

Neuer Schwung für Körper und Geist

Die Balance von Säuren und Basen ist für unser Wohlbefinden wichtig

»Der April macht, was er will«, sagt ein altes Sprichwort und meint: Regen folgt auf Sonne, Hagel auf Schäfchenwolken ... Diese Wetterkapriolen in den ersten Frühlingstagen stressen unser Immunsystem ganz schön. Dazu kommt noch ein zweiter Faktor, der uns in diesem Monat zu schaffen machen kann: Mit den Menschen verhält es sich wie mit den Bären – sie kommen nach dem Winterschlaf nur langsam wieder in Schwung. Um neuen Pepp zu bekommen, ist es deshalb jetzt besonders wichtig, Körper und Seele in Einklang zu bringen. Säuren und Basen spielen für unseren Stoffwechsel – und damit für unsere Gesundheit und unser Wohlbefinden – eine große Rolle. Die richtige Ernährung sorgt für Balance im Körper und macht fit für den Frühling. Dampfbäder stärken nicht nur unsere Abwehrkräfte, sondern bringen zusammen mit Peelings auch die Haut sanft ins Gleichgewicht. Mit Rad fahren – je nach Wetterlage drinnen oder draußen – können wir zusätzlich noch etwas für unsere Beine tun.

Ernährung: Die Säure-Basen-Balance

Jeder Mensch isst und trinkt, um den Körper zu versorgen und um sich wohl zu fühlen. Doch Stress, Hektik, Bewegungsmangel oder hastiges Essen bringen den Organismus ganz schön durcheinander. Die unangenehme Folge ist ein Ungleichgewicht im Säure-Basen-Haushalt. Säuren und Basen sind chemische Verbindungen. Säuren enthalten ein positiv geladenes Wasserstoffteilchen. Basen sind Verbindungen aus einem Sauerstoff- und einem Wasserstoffteilchen. Beide verbinden sich ständig miteinander. Das ist in Ordnung, solange ein Gleichgewicht im Organismus besteht.
Säuren und Basen gelangen mit der Nahrung in den Körper. Da die komplizierten Prozesse des Stoffwechsels nur bei einem bestimmten Säuregrad optimal ablaufen, ist eine konstante Regulierung extrem wichtig für Wohlbefinden und Leistungsfähigkeit. Diese Regulierung geschieht über die Nahrung, die wir zu uns nehmen. Das Fatale ist: Säuren produziert der Körper selbst. Sie entstehen bei Stoffwechselreaktionen oder wenn man zu schnell oder zu viel gegessen hat. Basen müssen mit dem Essen zugeführt werden. Sie können vom Körper nur gebildet werden, wenn genügend Material in Form von Lebensmitteln zur Verfügung steht. Deshalb sind im Organismus fast immer zu viel Säuren vorhanden und zu wenig Basen.

Beeinflussen Sie Ihren Stoffwechsel positiv

Sauer macht krank

Die Ernährungsgewohnheiten in den westlichen Industrieländern – zu fett, zu eiweißhaltig, zu süß – bedeuten für den Körper Schwerstarbeit, denn meistens geht damit ein starkes Überangebot an Säuren einher. Ein Teil der Säuren wird über den Darm, die Nieren, die

Haut oder die Schleimhäute ausgeschieden. Der Rest zirkuliert im Organismus und wird im Bindegewebe zwischengelagert. Starke und langfristige Übersäuerung des Körpers kann Gicht, Kopfschmerzen und Migräne oder Entzündungen der Haut verursachen.

Saure und basische Lebensmittel

Welche Produkte sauer und welche basisch sind, richtet sich nach ihrer Wirkung im Körper. Als Faustregel gilt: Je mehr Eiweiß ein Lebensmittel enthält, desto mehr Säure bildet es. Daher gelten Fleisch, Fisch, Käse oder Hülsenfrüchte als sauer. Verzichten Sie trotzdem nicht völlig auf säurereiche Lebensmittel. Manche Nahrungsmittel, wie zum Beispiel Zitronen, schmecken zwar sauer und enthalten Säure, haben jedoch auf den Stoffwechsel eine basische Wirkung.
Wenn Sie sich ausgewogen und abwechslungsreich ernähren möchten, sind Sie mit einem Verhältnis von 20 Prozent säurereichen und 80 Prozent basischen Lebensmitteln gut beraten. Das heißt, bei Obst, fast allen Gemüsesorten und Kartoffeln dürfen Sie uneingeschränkt zugreifen. Fleisch, die meisten Milchprodukte, Mehl und Backwaren sollten Sie nur als Beilage genießen. Frische Kräuter sind basenhaltig, deshalb dürfen Sie die grünen Powerpflänzchen verschwenderisch einsetzen – super als Tee oder fein gehackt zu Salaten und Suppen. Sie kurbeln den Stoffwechsel an und enthalten – als zusätzliches Plus – ätherische Öle, die beim Entschlacken helfen.

Essen Sie nach Herzenslust Obst, Gemüse und Kartoffeln

Basenreiche Lebensmittel

Obst (auch Trockenobst), Gemüse (bis auf Rosenkohl und Artischocken), Pilze, Kartoffeln und Wurzelgemüse, Sojaprodukte, Hülsenfrüchte, Buttermilch, Trinkmilch, Vollkornnudeln und frische Kräuter.

Säurereiche Lebensmittel
Backwaren aus Weißmehl, Nüsse, Reis, Fleisch, Fisch, Margarine, Butter, Käse, Quark, Joghurt, Kefir, Honig.
Vorsicht: Während der Wochenenddiät, die wir für den April empfehlen, sollten Sie folgende Säurebildner unbedingt meiden: Kaffee, Schwarztee, Matetee, Alkohol, Cola-Getränke, Süßigkeiten, Marmeladen, Konserven, Fast Food, Snacks.
Mit der Säure-Basen-Diät können Sie problemlos entschlacken und sich wohl fühlen. Die Hauptmahlzeiten und Snacks sind überwiegend basisch. Sie helfen auf köstliche Art und Weise, ein Ungleichgewicht im Organismus wieder sanft ins Lot zu bringen. Der aromatische Kräutertee aus Pfefferminze, Melisse, Fenchel, Anis oder Kümmel regt zusätzlich den Stoffwechsel an, reinigt und regeneriert den Darm.

Bringen Sie Ihren Organismus ins Gleichgewicht

Fitmacher des Monats

Schnittlauch: Dieses Küchenkraut hat wie seine Verwandten, die Zwiebeln und der Knoblauch, eine antibakterielle Wirkung. Verantwortlich dafür sind schwefelhaltige Verbindungen, die ihm auch sein würziges Aroma verleihen. Daneben enthalten die Halme reichlich entwässerndes Kalium, nervenstärkendes Magnesium, Blut bildendes Eisen und die Radikalenfänger Beta-Carotin, Vitamin E und C.

Bananen: Sie enthalten die Mineralien Kalium und Magnesium, die als Gefäß- und Herzschutz wirken. Die gelbe Powerfrucht kann durch ihre stark basische Wirkung helfen, einen Säureüberschuss im Stoffwechsel auszugleichen. Das Hormon Serotonin hilft außerdem gegen belastenden Stress, stärkt die Konzentration

und hebt die Laune. Der Eiweißbaustein Tryptophan beruhigt und sorgt für entspannten Schlaf.

Rezepte

Zwischenmahlzeiten

Wählen Sie aus diesen Vorschlägen zwei Zwischenmahlzeiten pro Tag:

- Erdbeer-Bananen-Fruchtsalat: 200 g Erdbeeren und 1 kleine Banane klein schneiden und mischen. 2 Minzblättchen in Streifen schneiden und untermischen. 1 TL Mandelblättchen rösten und darüber streuen.
- Bananen-Kefir-Shake: 1 kleine Banane, 2 EL Limettensaft und 150 ml Kefir im Mixer verrühren.
- 2 Mini-Kokoszwieback, dazu 1 Kiwi.
- Bananen-Quark-Tiramisu: 2 Mini-Kokoszwieback in ein Schälchen legen und mit dem Saft von ½ Orange beträufeln. 1 kleine Banane in Scheiben darauf verteilen. 75 g Magerquark, 1 EL Mineralwasser, Saft von ½ Orange und 1 TL Honig verrühren und auf den Bananen verteilen. Gut gekühlt genießen.

Freitag

Abends: *Grüner Spargel zu Bandnudeln*

Zutaten:

1 TL Mandelblättchen
300 g grüner Spargel
Jodsalz
1 EL Limettensaft
50 g schmale Bandnudeln
weißer Pfeffer aus der Mühle
1 TL Weizenkeimöl

1 Bund Schnittlauch
1 kleine Tomate

So wird's gemacht:
Die Mandelblättchen in einem Topf rösten. Spargel in Stücke schneiden, mit 6 EL Wasser, Salz und dem Limettensaft aufkochen und 5 Minuten dünsten. Nudeln nach Packungsanweisung garen. Spargel abgießen. 3 EL Spargelkochwasser, Salz, Pfeffer und Weizenkeimöl verrühren. Den Schnittlauch in feine Röllchen schneiden und unterrühren. Nudeln abgießen. Spargel und Nudeln mit der Vinaigrette mischen. Tomate würfeln und mit den Mandeln über die Spargel-Nudeln streuen.

Dazu für den Abend eine Kanne (0,75 l) Kräutertee kochen und nach und nach trinken (ideal ist eine Mischung aus Fenchel, Kümmel, Anis, Pfefferminze oder Melisse).

Samstag
Für den Vormittag eine Kanne Kräutertee (siehe oben) kochen.

Morgens: *Schnittlauch-Rührei mit Schinken*

Zutaten:
1 kleines Ei (Größe S)
2 EL Mineralwasser
Jodsalz
schwarzer Pfeffer aus der Mühle
½ Bund Schnittlauch
2 Scheiben Lachsschinken ohne Fettrand
1 Scheibe Sesamknäckebrot
2 Saftorangen

So wird's gemacht:
Ei, Mineralwasser, Salz und Pfeffer verquirlen. Schnittlauch in feine Röllchen schneiden und zugeben. Eine kleine beschichtete Pfanne erhitzen und das Ei darin unter Rühren stocken lassen. Schinken in Streifen schneiden. Schnittlauch-Rührei mit Lachsschinkenstreifen auf dem Knäckebrot anrichten. Orangen auspressen und den Saft dazu trinken.

Mittags: *Hähnchenbrust mit Schnittlauch-Parmesan-Füllung*

Zutaten:
40 g Vollkornreis
Jodsalz
$^1/_2$ Bund Schnittlauch
2 EL fein geriebener Parmesan
schwarzer Pfeffer aus der Mühle
1 Hähnchenfilet (150 g)
1 TL Sonnenblumenöl
2 EL TK-Erbsen
1 Fleischtomate
frischer Salbei

So wird's gemacht:
Reis in Salzwasser nach Packungsanweisung garen. Schnittlauch in feine Röllchen schneiden, mit Parmesan und Pfeffer mischen. Hähnchenfilet abspülen, trockentupfen und seitlich eine tiefe Tasche einschneiden. Schnittlauch-Parmesan-Füllung hineingeben. Mit einem Holzspießchen zustecken. Filet im heißen Öl rundherum 10 Minuten braten und anschließend mit Salz und Pfeffer würzen. Erbsen 5 Minuten vor Ende der Garzeit zum Reis geben. Tomate grob würfeln und

3 Minuten mit dem Filet schmoren. Mit Salz, Pfeffer und Salbei würzen.

Für den Nachmittag eine Kanne Kräutertee (siehe S. 37) kochen.

Abends: *Erbsencremesuppe*

Zutaten:
1 TL Mandelblättchen
1 Scheibe Vollkornbrot
1 TL Sonnenblumenöl
Jodsalz
250 g TK-Erbsen
250 ml Gemüsebrühe (Instant)
Pfeffer
50 ml Kefir
1 Knoblauchzehe
½ Bund Schnittlauch

So wird's gemacht:
Die Mandelblättchen in einem Topf rösten. Das Brot fein würfeln. Öl im Topf erhitzen, Brotwürfel darin knusprig braten, herausnehmen und salzen. Erbsen in der Brühe 8 Minuten dünsten. Alles fein pürieren und abschmecken. Kefir, Salz und Pfeffer verrühren. Knoblauch pressen und hinzufügen. Schnittlauch fein schneiden und unterrühren. Erbsencremesuppe in einem tiefen Teller anrichten. Kefir in die Mitte gießen, Mandelblättchen und Croûtons darüber streuen.

Sonntag

Für den Vormittag eine Kanne Kräutertee (siehe S. 37) kochen.

Morgens: *Schnittlauch-Lachs-Toast und Fruchtsalat*

Zutaten:

75 g Magerquark
2 EL Mineralwasser
Jodsalz, Pfeffer
½ Bund Schnittlauch in feinen Röllchen
1 Vollkorntoast
1 Scheibe (25 g) Räucherlachs
200 g Erdbeeren
1 kleine Banane
etwas frische Minze in Streifen

So wird's gemacht:
Quark, Mineralwasser, Salz, Pfeffer und Schnittlauch verrühren und auf den gerösteten Toast streichen. Lachs in Scheiben schneiden und darauf anrichten. Für den Fruchtsalat Erdbeeren und Banane klein schneiden und mit der Minze mischen.

Mittags: *Schweinemedaillon mit Kartoffelsalat*

Zutaten:

1 Schweinemedaillon (120 g)
1 TL Sonnenblumenöl
Jodsalz, Pfeffer
2 große Kartoffeln (200 g)
1 Bund Schnittlauch
Saft von ½ Orange
1 TL Dijon-Senf
1 TL Olivenöl

40 g Feldsalat
4 Champignons

So wird's gemacht:
Medaillon im Sonnenblumenöl in einer beschichteten Pfanne je Seite 1–2 Minuten braten, dann würzen und warm stellen. Kartoffeln in Salzwasser garen, pellen und in Scheiben schneiden. Schnittlauch in Röllchen schneiden und unterrühren. Orangensaft, Salz, Pfeffer, Senf und Olivenöl verquirlen. Salat putzen, Pilze in Scheiben schneiden und beides mit den Kartoffeln in der Vinaigrette mischen. Mit den Schweinemedaillons servieren.

Für den Nachmittag eine Kanne Kräutertee (siehe S. 37) kochen.

Abends: *Puten-Curry-Salat auf Toast*

Zutaten:
1 EL TK-Erbsen
50 g fettarmer Joghurt
Jodsalz, Pfeffer
mildes Curry-Pulver
1 kleine rote Paprika
75 g geräucherte Putenbrust als Aufschnitt
$^1/_2$ Bund Schnittlauch
2 Scheiben Vollkorntoast

So wird's gemacht:
Erbsen auftauen lassen. Joghurt, Salz, Pfeffer und Curry verrühren. Paprika und Putenaufschnitt würfeln und unterrühren. Schnittlauch fein schneiden und mit den Erbsen ebenfalls unterrühren, nochmals abschmecken. Den Toast rösten und zum Salat servieren.

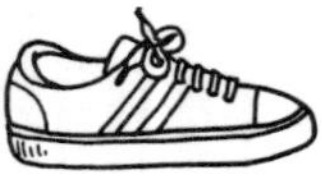

Fitness: Mit dem Rad auf Touren kommen

Wer regelmäßig in die Pedale tritt, tut nicht nur etwas für seine Beine, sondern steigert die Ausdauer, stärkt Herz und Kreislauf – und speckt insgesamt so richtig ab.

Radeln Sie sich fit

Darauf stehen die schönsten Beine: Rad fahren

Keine Zeit für eine Runde Sport an der frischen Luft? Dann müssen Sie Ihr Fitnessprogramm eben ganz geschickt in Ihren Alltag einbauen. Wie wär's, wenn Sie sich statt ins Auto mal wieder regelmäßig auf's Fahrrad schwingen? Radeln ist der optimale Ausdauersport für alle, die vielleicht schon länger keinen Sport getrieben haben und ganz gezielt Fettpölsterchen abbauen möchten. Beim Rad fahren werden die Gelenke geschont, weil das Rad das Gewicht des Fahrers trägt. Und wenn man keinen neuen Geschwindigkeitsrekord aufstellen will, bleibt die Belastung immer im optimalen Fettverbrennungsbereich. Außerdem beansprucht man die relativ großen Muskelgruppen in den Beinen und je mehr Muskelmasse aktiviert wird, desto mehr Energie – sprich Fett – wird verheizt.

So kann man in einer halben Stunde locker 240 Kalorien wegstrampeln, was in etwa einem Käsebrot entspricht.

Wer mehr Action sucht, kann sich zwischendurch mal auf's Mountainbike schwingen. Allerdings überwiegt dabei eher der Spaß als der Gesundheitsfaktor.

Die Pulsbelastung ist durch das Bergauf- und Bergabfahren sehr ungleichmäßig. Der Fettverbrennungspuls wird daher meistens über- oder unterschritten. Außerdem muss man sehr aufmerksam fahren, weil das Gelände häufig unwegsam ist. Dafür vergeht die Zeit wie im Fluge und Kalorien werden, wenn auch nicht direkt aus den Fettdepots, allemal verheizt.

Spinning: die Schlechtwetter-Alternative

Gerne wird schlechtes Wetter als Ausrede für Sportschwänzen missbraucht, doch seit in fast allen größeren Fitness-Studios »Spinning-Kurse« angeboten werden, gilt der Vorwand nicht mehr.

Das Gruppentraining auf Indoor-Bikes wird von einem Fitnesstrainer begleitet, der bildhaft schildert, wo man in seiner Fantasie gerade entlangradelt. Zusätzlich spornt laute Musik die Leistung an. Dass das Training in der Gruppe viel mehr Spaß macht als einsames Strampeln auf dem Hometrainer, versteht sich von selbst. Ein weiterer Vorteil ist das geringere Unfallrisiko im Vergleich zum »Freilandradeln«.

Allerdings ist die Sauerstoffversorgung draußen an der frischen Luft natürlich besser als im Studio und vielleicht ist die echte Landschaft doch etwas abwechslungsreicher als die Schilderungen des Trainers. Trotzdem ist das Spinning eine gute Alternative, wenn das Wetter einen wirklich mal zum Stubenhocken zwingt.

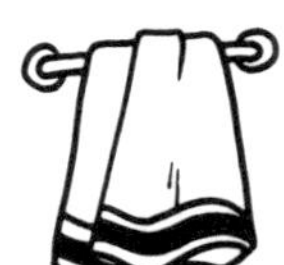

Beauty: Einmal Häuten bitte!

So wie junge Pflanzen im Frühling sprießen, muss auch der Mensch seine inneren Kräfte wecken. Von all dem, was uns während der Wintermonate körperlich oder auch emotional eingeengt hat, möchten wir uns jetzt im April befreien. Am liebsten würden wir aus unserer Hülle schlüpfen und die fahle Winterhaut wie eine alte Larve ablegen, damit unser Teint – rosig geschält –

Frühjahrskur für die Haut

frisch erblüht. Dampfbad und Ganzkörper-Peeling sind dafür genau das Richtige, weil sie den natürlichen Regenerationsprozess der Haut unterstützen.

Peeling und Dampfbad – Jungbrunnen für die Haut

Jeden Tag stößt unsere Haut, unser größtes Organ, etwa vier Prozent ihrer Zellen ab. An Stellen wie Fersen, Knien und Ellenbogen, die einer ständigen Reibung ausgesetzt sind, bildet sich eine dickere Schutzschicht. Es entsteht Hornhaut, die keine Feuchtigkeit mehr aufnehmen kann. Wenn wir den Zellerneuerungsprozess, der sich mit zunehmendem Alter verlangsamt, selbst aktivieren, halten wir unsere Körperhaut jung und elastisch.

Rubbeln Sie sich jung und schön!

Ein Peeling (engl. »to peel«: abschälen oder abblättern) fördert diesen Vorgang, weil es die obere Schicht der abgestorbenen Hautzellen sowie Schmutz und Talg einfach wegrubbelt. Die neue, darunter liegende Hautschicht kommt zum Vorschein, Hautunebenheiten werden geglättet. Außerdem regt das Rubbeln die Durchblutung in der Lederhaut (Dermis) an. So kann diese dann die neu entstandenen Zellen besser versorgen und sich von Schlacken befreien.

Ein Dampfbad (bei 40 bis 50 Grad Celsius) bereitet Ihre Haut optimal auf den mechanischen Reinigungsprozess vor, denn die Wärme öffnet die Poren, Giftstoffe werden ausgeschwitzt. Zehn Minuten reichen bereits aus. Viele Fitness-Studios oder Hotels verfügen über Dampfbäder, die sich wegen der hohen Luftfeuchtigkeit besser für ein Beauty-Programm eignen als Saunen. Zu Hause können Sie sich selbst ganz einfach ein kleines Gesichtsdampfbad machen: Beugen Sie

Ihren Kopf über eine Schüssel dampfend-heißes Wasser – bereits nach fünf Minuten öffnen sich Ihre Hautporen. Kamillenessenz beruhigt zusätzlich. Ein Handtuch, das Sie sich über den Kopf und die Schüssel legen, hilft, die Wärme aufrechtzuerhalten.

Die Trockenmassage für Morgenmuffel

Bürsten Sie sich munter!

Die Trockenmassage mit Noppenbürste, Sisal-, Luffa- oder Rosshaarhandschuh wirkt morgens – vor dem Duschen – durchblutungsfördernd und ist ein wahrer Muntermacher. Täglich durchgeführt, sollte sie allerdings nicht länger als drei Minuten dauern. Kratzen Sie die Haut dabei nicht rot, sondern streicheln Sie eher sanft. Bürsten Sie immer zum Herzen hin, beginnend am rechten Fuß über die Außen- und Innenseiten des rechten Beines. Dann links ebenso fortfahren. Unterleib, Bauch, Po und Rücken folgen. Danach Hals, Schultern, Dekolleté und Busen. Die Brüste kreisförmig umrunden. Dabei die Brustwarzen aussparen. Zum Schluss die Arme von den Fingerspitzen bis zu den Schultern und den Achselhöhlen; erst rechts und dann links.

Peeling mit Creme oder Gel

Sie können auch eine Peeling-Creme oder ein Gel zum Einsatz bringen. Diese Produkte enthalten neben kleinen, rund geschliffenen Kunststoffkörnchen auch waschaktive Substanzen. Deshalb sollten sie höchstens einmal in der Woche angewendet werden, da sie sonst die hauteigene Schutzschicht angreifen können. Peeling-Masken fürs Gesicht sind milder und enthalten besonders feine Schleifpartikelchen.
Die Cremes massieren Sie am besten mit kreisförmigen Bewegungen nach einer warmen Dusche in die noch

feuchte Haut ein. Anschließend alles gründlich abduschen und – ganz wichtig – mit einer fetthaltigen Creme oder Lotion eincremen, denn die Haut braucht jetzt Fett. Die Wirkung des Peeling-Präparates lässt sich noch intensivieren, indem Sie es mit einem Massagehandschuh aus grobem, flachsigem Sisal einmassieren. Wenn Sie kein spezielles Rubbel-Mittel im Hause haben, können Sie den Handschuh auch einfach in Olivenöl tauchen und dann in Salz wenden. Die Massage mit dieser klassischen Öl-Salz-Mischung verwöhnt trockene Haut. Ein Handschuh aus Seide, wie man ihn in der Türkei kennt, peelt empfindliche Haut besonders schonend, denn man benötigt dazu nur Wasser und keine weiteren Präparate.
Besondere Pflege benötigen Ellenbogen, Knie und Fersen, denn sie werden besonders schnell rau. Praktisch für diese angegriffenen Partien: Cremige Dusch-Peelings, die mit mikrofeinen Peelingkörnchen und Vitaminperlen angereichert sind.

Hamam: Das türkische Bad reinigt Haut und Seele

Wellness-Programm wie für Haremsdamen

Wenn Sie sich etwas besonders Gutes tun wollen, gehen Sie in ein türkisches Dampfbad. Orientalische Badehäuser (gibt's inzwischen schon fast in jeder Großstadt) bieten eine Komplettsanierung für Body and Soul. Dieses 6000 Jahre alte, ursprünglich in Jordanien entwickelte Wellnessprogramm findet in Westeuropa immer mehr Anhängerinnen. Nach einer Dampfkur (etwa 50 Grad Celsius bei 95 Prozent Luftfeuchtigkeit) folgt ein Ganzkörper-Peeling (*Kese*) mit einem Seidenhandschuh. Wahlweise kann man sich dazu eine Schlammkur gönnen, sich enthaaren oder massieren lassen. Der Erfolg ist garantiert: Die Wärme sorgt für rosige Haut, denn die Blutgefäße erweitern sich und der Stoffwechsel kommt auf Touren, die Hornschicht der Haut weicht auf. Zusatzeffekt: Die Wärme entspannt, Muskeln und Bindegewebe relaxen. Deshalb wirken anschließende Massagen besonders gut. Neben der Körperpflege dient ein Hamam im Orient auch als eine Art Kontaktbörse: dort wird gehandelt, es werden potenzielle Schwiegertöchter begutachtet und natürlich wird getratscht. Aber auch in Deutschland löst die wohlige Wärme die Zunge so mancher schüchterner Badenixe.

Bestform für Füße und Beine

Regelmäßige Sauna- oder Dampfbadbesuche stärken nicht nur das Immunsystem, sondern bereiten auch unsere Haut optimal auf ein anschließendes Beauty-Programm vor. Besonders unsere Beine und Füße haben jetzt – vor dem Beginn der Open-Air-Saison – intensive Pflege nötig, denn wenn wir durch unsere Entschlackungskur ein paar Pfunde verloren haben, möchten wir uns im neuen Minirock präsentieren.

Unsere Füße benötigen ebenso viel Pflege wie unsere Hände

Zarte Füße:

- Warmes Bad mit Rosmarin;
- Hornhaut mit Reibe oder Bimsstein abrubbeln;
- Nägel mit Knipser oder Zange gerade kürzen;
- Nägelränder feilen;
- Nagelhaut mit Spezial-Tinktur entfernen;
- mit belebender, fetthaltiger Creme einreiben.

Glatte Beine:

- Mit der Nassrasur geht's am schnellsten. Hält ungefähr drei Tage. Am besten immer gegen die Wuchsrichtung rasieren. Dadurch verhindern Sie, dass die

Haare einwachsen. Kamillehaltiger Schaum und anschließendes Eincremen mit Aloe Vera verhindern Hautreizungen.

• Enthaarungscreme sorgt ca. 10 Tage für Glätte und wird am besten mit einem Holzspachtel aufgetragen.

• Mit Kaltwachsstreifen entfernen Sie die Haare samt Wurzel (leider etwas schmerzhaft) und haben bis zu 4 Wochen samtweiche Beine.

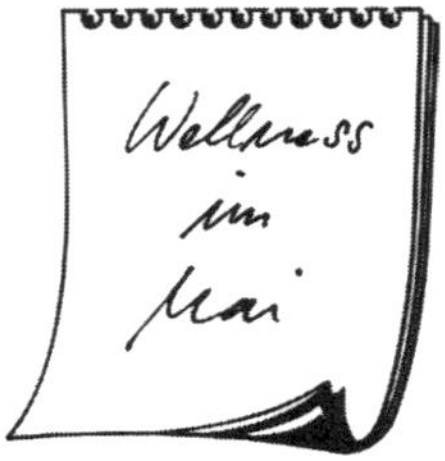

»Nice Days« mit Reis und Yoga

Der Mai verspricht steigende Temperaturen und gute Laune

Der Wonnemonat läuft auf der Beliebtheitsskala allen anderen Monaten den Rang ab. Wir genießen die warme Sonne auf der Haut, die Abende im Biergarten und die luftige Sommermode. Unsere Stimmung steigt in gleichem Maße wie die Temperatur. Zu keiner anderen Jahreszeit ist es uns so bewusst: Das Leben ist herrlich! Wellbeing wird jetzt besonders groß geschrieben und deshalb steht eine tolle Kombination auf dem Plan.

A rice day is a nice day! Die kleinen Körner sind wahre Kraftpakete: Sie schwemmen Giftstoffe aus dem Körper und helfen zu entschlacken. Dazu gibt es Übungen aus dem Power-Yoga, die zusätzlich den Stoffwechsel anregen und für straffe Muskulatur sorgen. Die Sonne hat jetzt schon ganz schön Kraft, deshalb ist für den Aufenthalt im Freien der richtige Sonnenschutz besonders wichtig.

Ernährung: Reis – die kleinen Körner mit der großen Wirkung

Reis entwässert. Das liegt an seinem günstigen Natrium-Kalium-Verhältnis: Das Kalium fördert die Ausschwemmung von Wasser und unerwünschten Stoffwechselprodukten über die Nieren. Gleichzeitig sorgt der niedrige Natriumanteil in den Körnern dafür, dass kaum Wasser im Gewebe zurückgehalten wird. Wertvolle Ballaststoffe und acht leichtverdauliche Eiweißbausteine machen angenehm satt.

Natur ist Trumpf

Naturreis ist der klare Favorit! Bereits sein robustes, kerniges Aussehen lässt die weiße Verwandtschaft vor Neid erblassen. Und wenn es dann um die inneren Werte geht, trumpft er richtig auf und verweist sie an den Tellerrand. Der Ballaststoffgehalt von Naturreis ist dreimal so hoch wie der von poliertem Reis. Seine unverdaulichen Pflanzenstoffe wirken positiv auf einen zu hohen Cholesterinspiegel.

Wie alle anderen Reissorten wird auch der braune Naturreis gereinigt und von der sehr harten Hülle befreit. Allerdings behält er sein Silberhäutchen und den Keimling. Dadurch sind die kleinen Körner echte Kraftpakete. Ob für Sportler oder Bücherwürmer – Naturreis ist sowohl Brain- als auch Fitness-Food. Er sättigt auf angenehme Art, macht jedoch nicht dick, denn die enthaltenen Vitalstoffe mobilisieren den Stoffwechsel und kurbeln die Verdauung an. Dabei können sie so ganz nebenbei sogar eine angegriffene Darmflora sanieren. In den braunen, unpolierten Reiskörnern stecken besonders viele Vitalstoffe: B-Vitamine – besonders gut für Gehirn und Nerven – sowie Mineralstoffe und

Fitness für Körper und Geist

Spurenelemente, wie Kalium, Magnesium, Eisen und Selen.
Die meisten Nährstoffe befinden sich in den Randschichten des Korns. Aus diesem Grund ist der polierte weiße Reis nicht so wertvoll. Ausnahme: Parboiled-Reis. Durch ein spezielles Dampfdruckverfahren werden viele Vitalstoffe ins Innere des Korns gepresst, so dass beim anschließenden Schälen weniger verloren geht. Auch der schwarze Wildreis – der streng botanisch betrachtet kein Reis, sondern ein Wassergras ist – sollte ab und zu auf dem Speiseplan stehen. Sein Anteil an Mineralstoffen ist noch etwas höher und kann den Stoffwechsel noch schneller aktivieren. Da er relativ teuer ist, kann man ihn mit anderen Sorten mischen (Mischungen gibt es auch bereits fertig zu kaufen).

Schön, schlank und sexy mit Reis

An diesem vegetarischen Wochenende werden die gesunden Nährstoffe der Powerkörner mit Obst und Gemüse ideal ergänzt. Zum Beispiel durch hautstraffendes Vitamin C und noch mehr entwässerndes Kalium. Verwenden Sie beim Kochen möglichst wenig Salz (Salz bindet Wasser im Gewebe), damit die entschlackende Wirkung voll erhalten bleibt. Alle folgenden Gerichte sind extrem fettarm und liefern eine geballte Ladung Fitmacherstoffe. So bleibt die Nährstoffbilanz an diesem Wochenende auf jeden Fall im grünen Bereich. Sie können für die kommende, anstrengende Woche wichtige Reserven auffüllen. Sie fühlen sich entspannt, belebt – kurzum wie neugeboren.

Fitmacher des Monats

Spargel: Das feine Staudengewächs gilt als »König des Gemüses« und das nicht zuletzt aufgrund seiner Wirkung als Schlankmacher: Die schmalen Stangen können ihre

Optik problemlos auf ihre Esser übertragen. Ein extrem geringer Kaloriengehalt und eine beachtliche Ladung des entwässernden Mineralstoffes Kalium lassen die Pfunde im Rekordtempo schwinden. Außerdem enthalten die weißen und grünen Sprossen reichlich Folsäure, ein B-Vitamin, das unentbehrlich ist für die Bildung neuer Zellen und für den Sauerstofftransport im Blut.

Reis: Er hilft bei Verdauungsstörungen und gilt als Heilnahrung bei verschiedenen Darmkrankheiten, wie z. B. Zöliakie. Menschen mit dieser Erkrankung reagieren allergisch auf das Klebereiweiß (Gluten) aus Weizen, Roggen oder Hafer, das im Reis nicht enthalten ist. Der hohe Kaliumgehalt fördert die Ausschwemmung von Wasser und Stoffwechselprodukten, so genannten Schlacken, über die Nieren.

Rezepte

Zwischenmahlzeiten
Wählen Sie aus diesen Vorschlägen zwei Zwischenmahlzeiten pro Tag:

- Apfel-Quark-Reis mit Zimt: 2 EL Vollkornreis (Tipp: wenn's ganz schnell gehen soll, können Sie auch Reisflocken verwenden mit einer Garzeit von 1 Minute; dann Flüssigkeit nach Packungsanleitung abmessen!) in 130 ml ungesüßtem Apfelsaft zugedeckt bei schwacher Hitze garen und anschließend abkühlen lassen. 2 EL Magerquark und 1 kleinen Apfel in Würfeln unterrühren. Mit Zimt abschmecken.
- Kokos-Quark-Reis mit Himbeeren: 2 EL Vollkornreis und 1 TL Kokosraspeln in 130 ml Wasser garen. Abkühlen lassen und mit 2 EL Magerquark verrühren. Mit 1 TL Honig abschmecken. Dazu gibt es 100 g Himbeeren.

- Milchreis mit Apfel und Zimt: 2 EL Vollkornreis in fettarmer Milch garen. Mit klein geschnittenem Apfel, 1 TL Honig und Zimt mischen.
- 1 Banane.

Freitag
Abends: *Gemüse-Paella*

Zutaten:
50 g Vollkornreis
Jodsalz
je 500 g weißer Spargel und grüner Spargel
1 Möhre
1 kleine Zucchini
4 Champignons
1 TL Sonnenblumenöl
1 Bund frische gemischte Kräuter (zum Beispiel Petersilie, Dill, Basilikum)
schwarzer Pfeffer aus der Mühle
1 El Mangochutney (oder Kräuterquark)

So wird's gemacht:
Reis nach Packungsanweisung in Salzwasser quellen lassen. Weißen Spargel schälen, eventuell holzige Enden vom weißen und grünen Spargel abschneiden. Weißen Spargel in wenig leicht gesalzenem Wasser 15 Minuten, grünen Spargel 10 Minuten dünsten. (Jeweils die Hälfte davon für Samstag beiseite stellen). Übriges Gemüse putzen, klein schneiden und im heißen Öl 5 Minuten braten. Reis gut abtropfen lassen. Kräuter hacken und unterrühren. Spargel und Reis zum Gemüse in die Pfanne geben und alles nochmals kurz erhitzen und anschließend würzen. Mit Mangochutney anrichten.

Samstag

Morgens: *Früchtemüsli und Toast mit Kräuterquark*

Zutaten:
- 2 EL Vollkorn-Haferflocken
- 4 EL Magermilchjoghurt
- 1 TL Honig
- 100 g Erdbeeren
- 1 Kiwi
- 2 EL Magerquark
- Jodsalz
- Pfeffer
- ½ Bund gemischte Kräuter (zum Beispiel Basilikum, Dill, Petersilie)
- 1 Vollkorntoast

So wird's gemacht:
Haferflocken, 3 EL Joghurt und Honig verrühren. Erdbeeren und Kiwi klein schneiden und unterrühren. Quark, den restlichen Joghurt, Salz und Pfeffer verrühren. Kräuter hacken und unterrühren. Auf den gerösteten Toast streichen.

Mittags: *Spargelsalat*

Zutaten:
- 1 Ei (Größe S)
- 2 EL Weißweinessig
- Jodsalz
- schwarzer Pfeffer
- 1 Messerspitze Dijon-Senf
- 1 TL Walnussöl
- ½ Bund Schnittlauch
- 1 Kolben Chicorée

500 g vorgegarter grüner und weißer Spargel vom Vortag
1 Vollkorntoast

So wird's gemacht:
Ei hart kochen und fein würfeln. Mit Essig, Salz, Pfeffer, Senf und Öl verrühren. Schnittlauch fein schneiden und unterrühren. Chicorée in Streifen, Spargel klein schneiden. Beides mit der Vinaigrette mischen. Toast rösten und dazu essen.

Abends: *Tomaten-Kräuterreis zu überbackenem Spargel*

Zutaten:
100 g Vollkornreis
Jodsalz
1,2 kg grüner Spargel
3 Walnusskernhälften
etwas frischer Salbei
1 EL geriebener Parmesan
1 Fleischtomate

So wird's gemacht:
Reis in Salzwasser gar quellen lassen. Vom Spargel die holzigen Enden großzügig abschneiden und den Spargel in leicht gesalzenem Wasser 10 Minuten dünsten und dann abtropfen lassen (700 g davon für Sonntag beiseite stellen). Den restlichen Spargel in eine Auflaufform füllen. Nüsse und Salbei hacken, mit Parmesan mischen und über den Spargel streuen. Im vorgeheizten Backofen auf mittlerer Schiene bei 180 Grad 5 Minuten überbacken. Reis gut abtropfen lassen (die Hälfte für Sonntag beiseite stellen). Tomate würfeln, unter den übrigen Reis mischen und abschmecken. Mit dem Spargel anrichten.

Sonntag

Morgens: *Belegte Brötchen und Grapefruit*

Zutaten
1 Vollkornbrötchen
1 EL Magerquark
1 TL Honig
1 Scheibe kalorienreduzierter Käse
1 kleine Tomate
1 kleine Grapefruit

So wird's gemacht:
Brötchen halbieren und die eine Hälfte mit Magerquark bestreichen und mit Honig beträufeln. Die andere Hälfte mit Käse und Tomate belegen. Dazu essen Sie die Grapefruit.

Mittags: *Gemüse-Curry zu Gewürzreis*

Zutaten
50 g Vollkornreis
Jodsalz
1 Kardamomkapsel
1 Gewürznelke
1 kleines Lorbeerblatt
1 Knoblauchzehe
1 TL Sonnenblumenöl
100 g Champignons
2 kleine Tomaten
200 g vorgegarter grüner Spargel vom Vortag
schwarzer Pfeffer
mildes Currypulver
100 g Magermilchjoghurt

So wird's gemacht:
Reis mit Salz und den Gewürzen gar quellen lassen (Reis und Wasser aufkochen lassen und dann bei schwacher Hitze garen). Knoblauch hacken und im heißen Öl andünsten. Pilze, Tomaten und Spargel klein schneiden und zum Knoblauch geben. Mit Salz, Pfeffer und Curry würzen. 3 EL Wasser angießen und bei schwacher Hitze 2 Minuten dünsten. Reis abgießen und gut abtropfen lassen. Joghurt unter das Gemüse mischen und mit dem Reis anrichten.

Abends: *Spargel-Reis-Salat*

Zutaten
2 EL Weißweinessig
4 EL fertige Gemüsebrühe (Instant)
rosa Pfeffer
Jodsalz
$\frac{1}{2}$ TL Dijon-Senf
1 TL Olivenöl
$\frac{1}{2}$ Bund frische Kräuter (zum Beispiel Basilikum, Dill, Petersilie)
$\frac{1}{2}$ Grapefruit, rosé
50 g vorgegarter Reis vom Samstag
500 g vorgegarter grüner Spargel vom Samstag

So wird's gemacht:
Essig, Brühe, grob geschroteter Pfeffer, Salz, Senf und Öl verrühren. Kräuter hacken und unterrühren. Die Grapefruit filetieren. Reis und klein geschnittenen Spargel mit der Vinaigrette mischen, abschmecken und 10 Minuten durchziehen lassen. Nochmals mit Salz, Pfeffer und eventuell etwas Essig abschmecken.

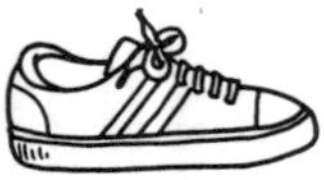

Fitness: Power und Beauty durch Yoga

Yoga – Bodystyling auf die sanfte Tour

Fühlen Sie sich oft schlaff und kraftlos? Wollen Sie die Frühjahrsmüdigkeit und Ihren Winterspeck endlich loswerden? Greifen Sie zu einem uralten und bewährten Mittel: Yoga. Als Übungsweg seit mindestens 3500 Jahren überliefert, ist diese ganzheitliche Methode heute als Anti-Aging-Therapie aktueller denn je, weil sie in ihrer Komplexität viele Probleme des modernen Menschen berücksichtigt. Durch den Wechsel von Anspannung und Dehnung werden die Muskeln trainiert und die Figur insgesamt gestrafft.

Power-Yoga für den perfekten Body

Die klassischen Yoga-Übungen (Asanas) sind so aufgebaut, dass sie jeweils bestimmte Aspekte unseres Körpers (wie beispielsweise die Verdauung), unserer Seele oder unseres Geistes ansprechen. Sie verfolgen das Ziel, den Körper zu harmonisieren: Er soll nicht zu dick und nicht zu dünn sein; er sollte starke Muskeln haben, ohne zu muskulös zu werden. Die Yogis beschreiben in alten Texten genau, wie sie sich den perfekten Körper vorstellen: mit strahlender Haut, ohne Anzeichen des Alterns, mit leuchtenden Augen, schlanker Taille und geschmeidigen Gliedmaßen. Sie entwickelten viele Übungen, die die Verdauung und den Stoffwechsel anregen, damit auch der innerliche Elan gegeben ist. Und sie erfanden ein Bodyshaping, das hilft, schlanke, kräftige Muskeln zu entwickeln.

Neuer Schwung für Körper und Seele

Power-Yoga wird heute in vielen Fitness-Studios angeboten. Es ist eine Kreation aus verschiedenen Yoga-Arten. Die meisten Elemente stammen aus dem so genannten Iyengar-Yoga, das der indische Yoga-Meister

B. K. S. Iyengar in den 30er Jahren entwickelte. Viele Übungen werden im Stehen mit maximal gestreckter Wirbelsäule und angespannten Muskeln durchgeführt. Sehr forciert und sportlich, ohne Pause. Eine wohlverdiente Entspannung gibt es erst zum Schluss und Meditation spielt eine untergeordnete Rolle. Der Erfolg ist verblüffend: Der kontinuierliche Bewegungsfluss pusht die Kondition, regt Kreislauf und Stoffwechsel an. Er trainiert durch Anspannung und Dehnung die Muskeln, lässt unerwünschte Pölsterchen schwinden und formt zusätzlich durch die verbesserte Haltung sanft die Figur.

Beim Yoga fehlt das verbreitete Leistungsdenken des Sports – »schneller, höher, weiter« – völlig. Jeder Mensch soll stattdessen lernen, auf seinen Körper zu achten und auf die innere Stimme zu hören. Deshalb richten Sie sich Ihr Power-Yoga-Wochenende so ein, wie es für Sie am besten ist. Ob Sie nun einmal am Tag 30 Minuten oder zweimal am Tag 15 Minuten üben möchten, entscheiden Sie ganz nach Ihrem Befinden.

Hören Sie auf Ihre innere Stimme!

Dabei müssen Sie nur folgende Punkte grundsätzlich berücksichtigen:

- Üben Sie immer nüchtern. Ihre letzte Mahlzeit sollte mindestens zwei Stunden zurückliegen.
- Finden Sie nach Möglichkeit einen festen Zeitpunkt zum Trainieren. Wenn Sie ein Morgenmuffel sind, profitieren Sie am meisten davon, wenn Sie nach dem Aufstehen üben. Denn die Bewegungen machen Sie wach, regen den Kreislauf und die Verdauung an.
- Regelmäßig geübt, heizt Power-Yoga ganz schön ein, lässt überschüssige Pfunde dahinschmelzen und strafft durch seine durchblutungsfördernde Wirkung auch das Gewebe.

Das brauchen Sie zum Üben:
- etwa 20 Minuten Zeit;
- einen ungestörten Ort mit etwa vier Quadratmetern Platz;
- eine weiche, warme, rutschfeste Matte;
- eine Wolldecke;
- bequeme Kleidung, die nicht einengt.

Die Heldenhaltung

Nehmen Sie sich Zeit und Ruhe für sich selbst

- Nach einer Aufwärmphase, in der Sie auf Ihrer Matte locker auf der Stelle laufen, stellen Sie die Füße parallel in Hüftbreite nebeneinander. Verteilen Sie Ihr Gewicht gleichmäßig auf Ballen und Fersen. Gehen Sie, wenn Sie sicher sind, gut »geerdet« zu sein, mit parallelen Füßen in die Grätsche (1,20 Meter bis 1,40 Meter breit).
- Breiten Sie beide Arme seitlich in Schulterhöhe aus. Drehen Sie den linken Fuß um 90 Grad nach außen zur linken Seite und den rechten um etwa 30 Grad nach innen. Richten Sie beide Knie dabei möglichst weit nach außen.
- Beugen Sie das linke Bein, bis der Oberschenkel waagerecht ist. Achten Sie darauf, dass das linke Knie nicht nach innen ausweicht und drücken Sie die rechte Ferse in den Boden. Das rechte Bein bleibt gestreckt.
- Ziehen Sie die Kniescheiben nach oben. Halten Sie den Rumpf dabei ganz aufgerichtet. Entspannen Sie in den Schultern. Dehnen Sie sich über die Fingerspitzen. Die Arme bleiben parallel zum Boden.
- Schauen Sie über die linke Hand in den Raum, als wollten Sie einen Punkt in der Ferne fixieren. Verweilen Sie so lange in der Stellung, wie Sie sich wohl fühlen.
- Um sie zu verlassen, strecken Sie das linke Bein, drehen den linken Fuß wieder um 90 Grad nach außen

und den rechten wieder um etwa 30 Grad nach innen, bis Ihre Füße wieder parallel stehen.
• Wiederholen Sie die Haltung seitenverkehrt, indem Sie mit dem rechten Bein beginnen.

Heldenvariation

Wenn Sie Lust haben, können Sie eine Variante der Übung anschließen:
• Beginnen Sie wie zuvor beschrieben. Drehen Sie den gesamten Oberkörper in Richtung gebeugtes, linkes Bein und legen Sie dann beide Hände auf den Oberschenkel.
• Richten Sie den Oberkörper behutsam auf und fühlen Sie dabei in Ihren unteren Rücken hinein.
• Nehmen Sie die Schultern nach hinten, unten und außen und heben Sie das Brustbein, so dass ein Gefühl von Weite im Brustraum entsteht.
• Lassen Sie die Hände entweder auf dem linken Knie liegen, breiten Sie sie seitlich aus oder strecken Sie die Arme senkrecht hoch. Dabei berühren sich die Handflächen und es entsteht sehr viel Spannung im gesamten Körper. Verweilen Sie tief atmend in dieser Haltung.
• Anschließend wieder auflösen und die andere Seite üben.

Spüren Sie zwischen den einzelnen Übungen immer wieder in Ihren Körper

Der Langsitz

Diese Übung streckt die durch langes Sitzen oft verkürzte Beinmuskulatur:
• Setzen Sie sich mit ausgestreckten Beinen aufrecht hin und spannen Sie die Pobacken an. Wirbelsäule strecken. Die Schulterblätter nach hinten ziehen. Schultern zurücknehmen. Brustkorb und Schlüsselbein öffnen. Brustkorb und Achseln anheben. Atmen Sie nun tief ein und entspannen Sie die Schultern wieder.

• Heben Sie die Brust und beugen Sie den Körper über die Beine. Wenn möglich, umfassen Sie mit Ihren Fingern die großen Zehen. Sie können auch einen Gürtel als Hilfsmittel einsetzen, ihn um Ihre Fußsohlen legen und sich daran herunterziehen.
• Machen Sie Ihren Rumpf ganz lang und gehen Sie dann immer intensiver in diese Vorbeuge. Dabei beugen Sie sich vom Becken aus so weit vor, bis Sie spüren, dass das Becken entlastet wird. Ziel ist es, den Kopf auf den Beinen abzulegen. Falls Sie das nicht schaffen, bewegen Sie sich nur so weit vor, wie es angenehm ist. Der Rücken darf dabei nicht rund werden.
• Atmen Sie tief ein. Straffen Sie den Bauch und heben Sie das Brustbein an. Richten Sie den Oberkörper wieder auf, ohne dabei die Schultern anzuspannen.

Der Hund

Recken und strecken Sie sich lustvoll wie ein Hund

Diese Übung erinnert an die Körperhaltung eines Hundes, der sich genüsslich dehnt. Durch die Dehnung erfolgt eine Korrektur des Rückens:
• Beginnen Sie im Vierfüßlerstand. Stellen Sie die Knie unter die Hüftgelenke und die Handgelenke unter die Schultern. Die Arme und die Oberschenkel stehen parallel zueinander und senkrecht.
• Stellen Sie die Zehen auf und lassen Sie die Wirbelsäule in eine Rückbeuge sinken. Heben Sie den Kopf und lassen Sie den Nacken dabei lang.
• Drücken Sie nun kräftig mit den Handwurzeln und Daumenballen gegen den Boden, verlagern Sie das Gewicht von den Knien auf die Fußballen und schieben Sie den Rumpf bei angebeugten Beinen nach hinten und oben.
• Strecken Sie den Rücken. Versuchen Sie, die Fersen auf den Boden zu bringen. Strecken Sie das Gesäß so weit

wie möglich nach oben und hinten. Lassen Sie die Arme gestreckt und halten Sie den Kopf in der Verlängerung der Wirbelsäule.

- Verweilen Sie in dieser Dreieckshaltung und atmen Sie ruhig und tief weiter. Heben Sie dabei mit jedem Ausatmen den Brustkorb Richtung Kinn und versuchen Sie, die Sitzbeine des Gesäßes noch weiter nach hinten zu schieben, dadurch erreichen Sie eine noch bessere Dehnung des gesamten Körpers.
- Um die Haltung zu verlassen, senken Sie langsam die Knie Richtung Boden. Stehen Sie anschließend nicht sofort auf, sondern spüren Sie im Sitzen noch etwas nach und warten Sie einen Moment, bis sich Ihr Kreislauf normalisiert hat.

Zum Abschluss: die Entspannung

Zum Schluss gönnen Sie sich eine Entspannung: Legen Sie sich flach mit dem Rücken auf Ihre Matte. Nehmen Sie die Beine zur Brust und rollen Sie ein wenig hin und her, damit sich Ihre Wirbelsäule entsprechend ausrichtet. Dann decken Sie sich zu und liegen mit ausgestreckten Armen und leicht gegrätschten Beinen einfach ruhig da. Achten Sie dabei auf Ihren Atem. Wenn Ihnen das zu langweilig ist, können Sie auch entspannende Musik auflegen und so die Übungen ruhig atmend ausklingen lassen.

Die Entspannungsphase wirkt auf Körper und Seele beruhigend

Beauty: Fit for Sun

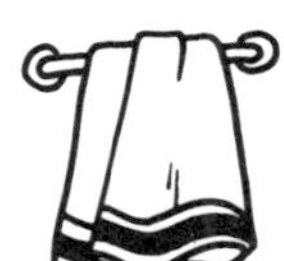

Endlich Sonne! Egal, ob Sie sich am Sonntagnachmittag an den Badesee legen oder Urlaub im Süden machen – Sonnencremes sind ein Muss. Denn: Erwiesenermaßen sind UV-Strahlen die Faltenmacher Nummer eins. Wenn Sie nachfolgende Tipps befolgen, können Sie trotzdem die Sonne genießen.

Sonnenbad mit Köpfchen

Gut geschützt lässt sich die Sonne ungestört genießen

- Empfindliche Stellen, wie Nase, Wangenknochen, Schultern, rasierte Beine und Dekolleté, mit einer Creme mit hohem Lichtschutzfaktor (mindestens 20) oder mit einem Sunblocker schützen.
- Die Faustregel der Dermatologen: Zwei bis drei Stunden pralle Sonne pro Tag sind das Maximum.
- Mittagssonne ist tabu: Zwischen 12 und 15 Uhr in den Schatten gehen.
- Baumwollshirts bieten nur Lichtschutzfaktor 5, also auch darunter Sonnencreme auftragen.
- Durch Glasscheiben dringen 85 Prozent der schädlichen UVA-Strahlen hindurch. Deshalb: Bei längeren Autofahrten immer eincremen.
- Sonnenmilch immer 30 Minuten vor dem Sonnenbad auftragen, da der Lichtschutz erst nach einiger Zeit wirksam wird.
- Nehmen Sie den Begriff »wasserfest« bei Sonnenschutzmitteln bitte nicht wörtlich! Zwar wäscht sich die Creme nicht komplett ab, doch ihre Wirkung halbiert sich, wenn Sie damit schwimmen gehen.
- Ideal für Sportler sind wasser- und schweißbeständige Sonnengels.
- Praktisch: Sonnencreme mit integrierter figurformender Wirkung.

Sommer

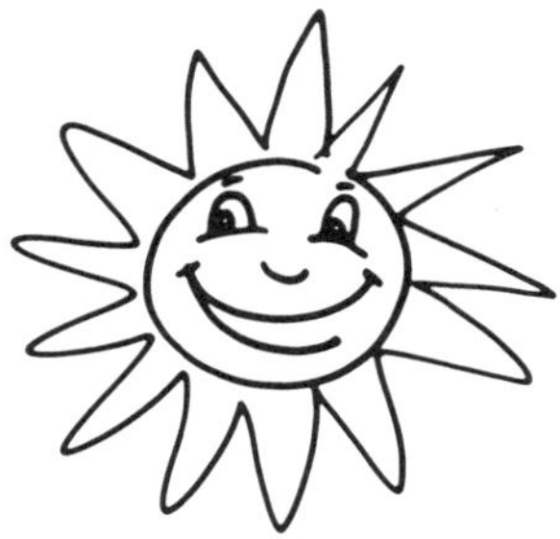

Die Leichtigkeit des Seins

Grillen zirpen, ein warmes Lüftchen weht und die Sonne scheint – endlich kann man bis abends draußen sitzen und die Wärme genießen. Auch die Natur lebt auf und präsentiert sich in ihrem prächtigsten Kleid. Sie verwöhnt uns mit köstlichem Obst und knackigem Gemüse. Alles hält der Sommer im Überfluss für uns bereit. Unser Körper benötigt dank des hellen Sonnenlichts und der Wärme nur wenig für sich und kann diese Zeit ideal zum Entschlacken nutzen.

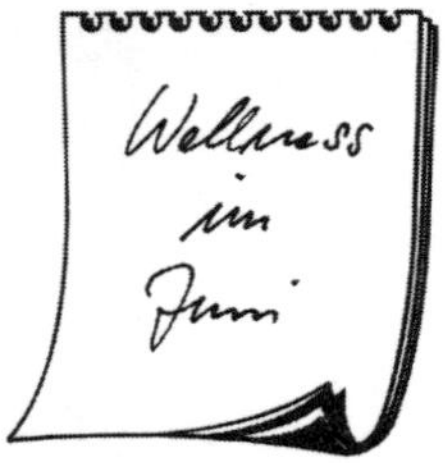

Das Low-Fat-Wochenende

Die Wärme des Sommers unterstützt uns beim Abnehmen

Im Frühsommer klettern endlich die Temperaturen hoch! Die Lust auf Sonne, Sand und Meer nimmt zu. Bei Hitze empfindet man jedes Gramm zu viel auf den Hüften als besonders unangenehm. Deshalb ist jetzt ein optimaler Zeitpunkt zum Abnehmen. Die Wärme unterstützt uns dabei, denn sie nimmt den Appetit auf schwere Mahlzeiten. Das Geheimnis dieses Juni-Wochenendes: Wenige, aber gesunde Fette und viele Kohlenhydrate machen dauerhaft schlank und entschlacken – gerade rechtzeitig zur beginnenden Badesaison. Außerdem lechzt der Körper nach kleinen, leichten Erfrischungen. Und das nicht nur im kulinarischen Sinn.

Aqua-Jogging ist jetzt genau das Richtige: Das Wasser-Workout strafft das Gewebe und bringt Kondition. Beauty-Tipps helfen zusätzlich, dass Sie Hitzeperioden schön cool überstehen.

Ernährung: Hauptsache fettarm

Fett macht Schokolade unwiderstehlich und zart schmelzend, Chips knusprig und Salate superlecker. Ohne Fett schmeckt jedes Essen fad und langweilig. Fett ist für den Organismus lebensnotwendig. Wir brauchen es, um wichtige Vitamine besser verwerten zu können. Es liefert unverzichtbare Fettsäuren, die der Körper nicht selbst herstellen kann. Das Problem mit dem Fett ist nur, dass wir in der Regel zu viel davon essen.

Fett setzt sich chemisch aus Glyzerin und Fettsäuren zusammen. Die Fettsäuren unterscheiden sich durch ihre Länge und Anzahl der Doppelbindungen. Gesättigte Fettsäuren haben keine, ungesättigte eine oder mehrere Doppelbindungen. Je mehr ungesättigte Fettsäuren ein Fett enthält, desto flüssiger ist es. Feste Fette wie Butter oder Margarine enthalten überwiegend gesättigte Fettsäuren.

Die meisten gesunden, so genannten ungesättigten Fettsäuren finden sich vor allem in pflanzlichen Lebensmitteln, aber auch in Fisch und Fischprodukten. Gute Quellen sind zum Beispiel Nüsse, Öle, Lachs, Makrelen oder Heringe. In tierischen Produkten wie Sahne, Käse oder Wurst stecken mehr gesättigte Fettsäuren, die der Körper selbst herstellen kann. Grundsätzlich gilt: insgesamt fettärmer und mehr Nahrungsmittel mit ungesättigten Fettsäuren essen. 60 bis 80 Gramm Fett pro Tag sind genug – doch im Durchschnitt verzehren die Deutschen mindestens die doppelte Menge. Einfach den Speiseplan abspecken und weniger Fett essen ist leichter gesagt als getan. Butter, Öl oder Margarine zu reduzieren ist ein erster Schritt, allerdings nur die Spitze des Eisbergs. Denn: Die meisten Fette sind unsichtbar und verstecken sich in Köstlichkeiten wie Schokolade, Wurst oder cremigen Käsesorten.

Essen Sie mehr Nahrungsmittel mit ungesättigten Fettsäuren

Lästiges Kalorienzählen können Sie sich sparen, wenn Sie bewusst auf fettarme Produkte achten, zum Beispiel bei Milch, Joghurt, Quark oder Käse. Bevorzugen Sie mageres Fleisch, wie Pute, Hähnchen oder Lammfilet. Essen Sie viel Fisch. Extrem fettarm sind zum Beispiel Schellfisch, Kabeljau oder Seelachs. Allerdings sollten auch fettere Sorten wie Lachs, Makrele oder Hering nicht aus der Küche verbannt werden, denn diese enthalten Omega-3-Fettsäuren. Diese senken den Cholesterinspiegel, aktivieren den Fettstoffwechsel und halten das Blut geschmeidig.

Gutes Fett hält Blut und Zellgewebe geschmeidig

Dass der Verzicht auf Fett nicht mit Verzicht auf Genuss gleichzusetzen ist, zeigt unser Low-Fat-Wochenende. Denn: Wer beim Fett spart, hat mehr Spielraum für vitalstoffreiche Powersnacks. Hunger ist dabei völlig ausgeschlossen: Kohlenhydrat- und eiweißreiche Lebensmittel wie Nudeln, Reis, Kartoffeln, Hülsenfrüchte, mageres Geflügel, magerer Käse oder fettarme Wurst dürfen Sie ohne Einschränkung essen. Entscheidend ist auch die Fett sparende Zubereitung der Speisen.

Mit einigen Tricks können Sie Rezepte deutlich entschärfen:

- Dick machende Panaden einfach weglassen, statt dessen lieber grillen oder dünsten.
- Zum Braten in einer beschichteten Pfanne reicht ein kleiner Teelöffel Öl, der mit einem Backpinsel verteilt wird.
- Salatsoßen mit Joghurt oder Gemüsebrühe statt mit Öl zubereiten.
- Selbst für Naschkatzen gibt es fettarme Alternativen wie Gummibärchen, Lakritz, Salzstangen oder Popcorn.

Auch wenn die Pfunde nur langsam purzeln, wenn der Körper weniger Fett bekommt, wird der Zellstoffwechsel aktiviert und man fühlt sich sofort fitter. Der Orga-

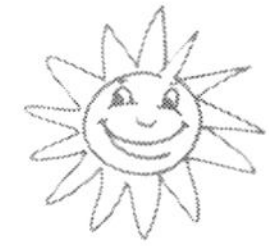

nismus produziert vermehrt Glückshormone und man fühlt sich weniger gestresst. Das Bindegewebe wird straffer und die Durchblutung wird verbessert. Kurzum man fühlt sich rundherum wohl.

Fitmacher des Monats

Grüne Bohnen: Sie haben wie die meisten Gemüsesorten wenig Kalorien, enthalten dafür jedoch viel Vitamin K, das eine zentrale Rolle bei der Blutgerinnung spielt. Außerdem stecken in den Hülsen noch die Mineralstoffe Kalium, das für einen ausgeglichenen Wasserhaushalt sorgt, Kalzium, das die Knochen stärkt, das Anti-Stress-Mineral Magnesium und Phosphor, das zur Umwandlung der Nahrungsenergie in Körperenergie beiträgt.

Kirschen: Sie enthalten Kalium, Kalzium und Magnesium. Dazu bietet das Steinobst noch Carotin und viele B-Vitamine. Diese Substanzen sind unentbehrlich für den Aufbau von Knochen und Zähnen. Sie unterstützen die Blutbildung und stärken das Nervensystem.

Rezepte

Zwischenmahlzeiten

Wählen Sie aus diesen Vorschlägen zwei Zwischenmahlzeiten pro Tag:

- 150 g Süßkirschen zum Naschen.
- Kirschkaltschale: 100 g entsteinte Sauerkirschen in 150 ml ungesüßtem Apfelsaft einmal kurz aufkochen und abkühlen lassen. Gut gekühlt mit 1 TL gerösteten Mandelblättchen und etwas frischer Minze servieren.
- Kirsch-Zitronen-Joghurt: 100 g Magermilchjoghurt mit 1 TL Zitronensaft und 1 TL Honig verrühren. Mit

75 g entsteinten Süßkirschen und 1 TL gerösteten Mandelblättchen anrichten.

- Kirsch-Kokoszwieback-Törtchen: 50 g Süßkirschen entsteinen. 1 Kokoszwieback damit belegen. Dazu können Sie einen Espresso oder einen kleinen Milchkaffee trinken.

Freitag

Abends: *Grüne Bohnen nach Thai-Art*

Zutaten:

40 g Vollkornreis
Jodsalz
250 g grüne Bohnen
75 ml fertige Gemüsebrühe (Instant)
1 TL Sojaöl
1 Knoblauchzehe
4 küchenfertige rohe Scampi ohne Schale
½ kleine rote Chilischote
1 EL Kokosraspeln
Pfeffer
frischer Koriander (ersatzweise glatte Petersilie)

So wird's gemacht:

Reis in Salzwasser gar quellen lassen. Bohnen putzen und 10 Minuten in der Gemüsebrühe dünsten. Öl in einer Pfanne erhitzen. Knoblauch schälen, hacken und darin anbraten. Scampi darin von jeder Seite 3 Minuten braten, dann mit Salz würzen und warm stellen. Chili entkernen, hacken und mit den Bohnen im Bratfett 1 Minute braten. Kokosraspeln und 4 EL Gemüsebrühe zugeben, mit Salz und Pfeffer würzen. Reis, Scampi und Bohnen mit Koriander anrichten.

Samstag

Morgens: *Basilikum-Tomaten-Brötchen*

Zutaten:

2 EL Magerquark
1 EL Mineralwasser
Jodsalz
Pfeffer
frischer Basilikum
1 Vollkornbrötchen
1 kleine Tomate
1 TL Pflaumenmus
1 Sesamknäckebrot

So wird's gemacht:
Quark, Mineralwasser, Salz und Pfeffer verrühren. Basilikum in Streifen unterrühren. Das Brötchen mit Quark und der in Scheiben geschnittenen Tomate belegen. Pflaumenmus auf das Knäckebrot streichen.

Mittags: *Würziger Sommer-Eintopf*

Zutaten:

2 mittelgroße Kartoffeln (100 g)
2 Möhren
200 g grüne Bohnen
2 Tomaten
1 Lauchzwiebel
1 Lorbeerblatt
etwas frischer Thymian
400 ml Gemüsebrühe (Instant)
1 kleines Hähnchenfilet (100 g)
Jodsalz
Pfeffer

So wird's gemacht:
Kartoffeln schälen und würfeln. Möhren, Bohnen, Tomaten und Zwiebel putzen und klein schneiden. Die vorbereiteten Zutaten, Lorbeer und Thymian in der Brühe 5 Minuten garen. Filet abspülen, in Streifen schneiden, zugeben und alles weitere 10 Minuten garen lassen. Den Eintopf mit Salz und Pfeffer abschmecken.

Abends: *Nizza-Salat mit Thunfisch*

Zutaten:

2 mittelgroße Kartoffeln (100 g)
250 g grüne Bohnen
Jodsalz
2 Tomaten
1 kleine Dose (100 g) Thunfisch naturel
Saft von $^{1}/_{2}$ Zitrone
Pfeffer
1 kleine Knoblauchzehe
etwas glatte Petersilie
1 TL Olivenöl

So wird's gemacht:
Kartoffeln in der Schale gar kochen, schälen und abkühlen lassen. Die Bohnen in leicht gesalzenem Wasser 15 Minuten garen und abgießen. Tomaten würfeln. Thunfisch abtropfen lassen und grob zerkleinern. Zitronensaft, Salz und Pfeffer verrühren, Knoblauch dazu drücken. Petersilie hacken und mit dem Öl unterrühren. Vorbereitete Zutaten mit der Vinaigrette mischen und durchziehen lassen.

Sonntag

Morgens: *Kirschkonfitüre-Brötchen, Ei und Orangensaft*

Zutaten:

1 Ei (Größe S)
1 Vollkornbrötchen mit Sonnenblumenkernen
1 TL kalorienreduzierte Kirschkonfitüre
2 Saftorangen

So wird's gemacht:
Das Ei nach Geschmack weich kochen. Das Brötchen halbieren und eine Hälfte mit Konfitüre bestreichen, die zweite Hälfte zum Frühstücksei essen. Die Orangen auspressen und den Saft dazu trinken.

Mittags: *Lammfilet mit grünen Bohnen und Schmorkartoffeln*

Zutaten:

450 g grüne Bohnen
Jodsalz
300 g kleine neue Kartoffeln
2 Zwiebeln
etwas frischer Thymian
2 getrocknete Tomaten
150 ml Gemüsebrühe (Instant)
schwarzer Pfeffer
1 TL Olivenöl
100 g Lammfilet

So wird's gemacht:
Bohnen in Salzwasser 15 Minuten gar kochen (200 g für den Abend beiseite stellen). Kartoffeln gründlich abbürsten und halbieren. Zwiebeln schälen und in Spalten schneiden. Kartoffeln, Zwiebeln, Thymian, klein ge-

schnittene Tomaten und Brühe in eine Pfanne geben, aufkochen und würzen. Unter Wenden 15 Minuten garen, bis die Kartoffeln gar sind und die Flüssigkeit verdampft ist. Öl in einer beschichteten Pfanne erhitzen. Das Filet darin braten und würzen. Zu den Schmorkartoffeln und Bohnen servieren.

Abends: *Überbackener Tomaten-Bohnen-Toast*

Zutaten:

200 g grüne Bohnen (vom Mittag)
1 große Tomate
etwas frischer Thymian
2 Scheiben Vollkorntoast
Jodsalz
Pfeffer
1 EL frisch geriebener Parmesan

So wird's gemacht:
Bohnen halbieren oder dritteln, die Tomate in Scheiben schneiden, die Thymianblättchen abzupfen und den Toast knusprig rösten. Toast mit Bohnen, Tomatenscheiben und Thymian belegen, würzen und mit Parmesan bestreuen. Unter dem heißen Grill oder im Backofen kurz überbacken.

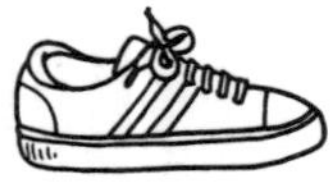

Fitness: Aqua-Jogging – die sanfte Welle

Endlich – die Badesaison beginnt. Die Freibäder öffnen ihre Tore und alle zieht's ins kühle Nass. Doch das Wasser ist nicht nur zum Schwimmen da: Wenn Sie wirkungsvoll Ihr Fett wegbekommen möchten, probieren Sie doch mal ein Aqua-Workout. Training im Wasser schont Wirbelsäule, Bänder, Gelenke und Sehnen, denn durch den Auftrieb ist Ihr Körper im Nass fast schwerelos. Der Stoffwechsel wird kräftig angekurbelt und der Kreislauf angeregt, da der Druck des Wassers auf die Venen und Lymphbahnen den Rückfluss des Bluts zum Herzen intensiviert. Dadurch verbessert sich die Durchblutung des Körpers. Alle Muskelgruppen werden gekräftigt und gestrafft, vor allem die sonst oft vernachlässigten Muskeln des Oberkörpers. Doch auch die Cellulite an den Oberschenkeln kriegt ihr Fett weg. Positiver Nebeneffekt: Aqua-Jogging erhöht Ihren Kalorienverbrauch bis zu 40 Prozent, so können Sie Ihr Fettgewebe effektiv reduzieren.

Mit Wasser das Fett austricksen

Mit Aqua-Jogging den Körper straffen

Aqua-Jogging können Sie sowohl als ungeübte Sportlerin als auch als Nichtschwimmerin trainieren. Die natürlichen Bewegungsabläufe sind jedem sofort vertraut und die Verletzungsgefahr ist gleich Null. Dafür sind die Unterwasserbewegungen anstrengender, als viele glauben, denn das Wasser setzt den Bewegungen 60-mal mehr Widerstand entgegen als die Luft. Beginnen Sie darum mit ruhigen, langsamen Bewegungen und steigern Sie das Übungstempo allmählich, je nachdem, wie Sie sich fühlen. Trainieren Sie im Wasser niemals alleine. Achten Sie immer darauf, dass sich eine Person in Ihrer Nähe befindet. Und wenn Sie sich in offenen Gewässern bewegen, sollten Sie sich vor dem Sport mit Strömung und Unterwasserhindernissen vertraut machen. In Schwimmbädern suchen Sie sich einen möglichst ungestörten Platz.

Spätestens nach einer halben Stunde ist Landgang angesagt

Ganz gleich wo, bleiben Sie nicht länger als eine halbe Stunde im kühlen Nass. Dafür springen Sie ruhig zweibis dreimal pro Woche ins Wasser, denn erst durch regelmäßiges Üben setzt der Fettverbrennungseffekt ein. Achtung: Nie mit vollem Magen ins Wasser gehen! Die letzte Mahlzeit sollte etwa zwei Stunden zurückliegen. Erst dann kann's losgehen! Bei niedrigen Wassertemperaturen sollten Sie darauf achten, ständig in Bewegung zu bleiben, um nicht zu unterkühlen. Mit speziellen Schuhen (»Aqua-Runnern«) oder kleinen Hanteln aus dem Sportgeschäft können Sie Ihr Training noch individuell erweitern und die Belastung steigern. Wenn Sie mal nicht genügend Platz zur Verfügung haben sollten, zum Beispiel nur einen kleinen Pool am Urlaubsort, dann können Sie mit einem Zugwiderstandsseil, dem »Aqua-Jogger-Hitch« (einem breiten Gürtel mit Leine zum Einhaken), auf der Stelle trainieren.

Wer sich kontinuierlich bewegt, friert nicht so schnell

Für Einsteiger und zu Trainingsbeginn: die Grundtechnik

Mit dieser einfachen Form des Aqua-Joggings stimmen Sie sich auf das nasse Element ein: Sie haben mit dem Vorderfuß Kontakt zum Boden, darum spricht man von einem Ballenlauf. Die Ferse senken Sie nur leicht ab, so dass Fuß- und Kniegelenk minimal gebeugt sind. Wenn Sie auf dem Trockenen joggen, haben Sie immer eine kurze Flugphase ohne jeden Bodenkontakt. Anders unter Wasser: Hier hat während der Fortbewegung immer ein Fuß Kontakt (= Stützphase) mit dem Boden. So setzen Sie den vorderen Fuß kurz vor dem Abdruck des hinteren Beines auf.

Für Fortgeschrittene: die Sporttechnik

Alle, die forciert trainieren möchten, laufen ähnlich wie auf dem Trockenen und wechseln Flug- und Stützphase ab. Die Ferse senken Sie dabei vollständig ab, so dass der ganze Fuß den Boden berührt. Während

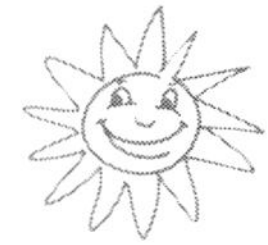

der Schwungphase beugen Sie das Bein, mit dem Sie Schwung holen, stark und heben die Ferse dementsprechend hoch an. Dadurch gewinnen Sie schneller mehr Raum als bei der Grundtechnik.

Die Armbewegung

Auch die Arme kommen beim Aqua-Jogging nicht zu kurz. Ähnlich wie beim Joggen an Land, bleiben sie nahe am Körper. Die Ellenbogen sind etwas angewinkelt und die Arme schwingen locker mit. Alternativ können Sie auch eine schöpfende Bewegung ausführen. Mit ihr lässt sich das Gleichgewicht besonders gut halten: Bringen Sie die Arme, ähnlich wie beim Kraulen, über dem Wasser nach vorn, tauchen Sie ein und ziehen Sie beide gegen den Widerstand des Wassers nach hinten.

Beauty: Bleiben Sie cool!

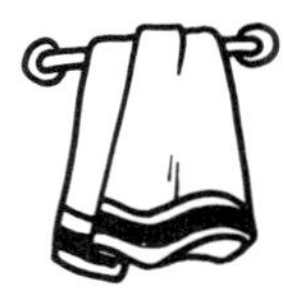

Wenn die Temperaturen die 30-Grad-Marke übersteigen, kann einem der Sommer manchmal ganz schön zu schaffen machen. Dann ist es wichtig, für Abkühlung zu sorgen, damit der Sommer Spaß bringt und Sie sich gut fühlen.

Abkühlung muss sein!

7 Frische-Tipps für die große Sommerhitze

1. Frischekick: Wechselnde Kneipp-Güsse (heiß – kalt – heiß – kalt) helfen gegen Hitze und geschwollene Glieder. Kosmetischer Nebeneffekt: straffe Haut. Den Guss immer an der Körperstelle beginnen, die am weitesten vom Herzen entfernt ist (beim Ganzkörperguss der rechte Fuß).

Nur heißes und eiskaltes Wasser verwenden (lauwarmes bringt nichts). Anschließend Wasser abstreifen und sich in ein Badetuch hüllen.
2. Muntermacher bei Hitze: Trinken. Am besten mineralstoffhaltiges Wasser oder Fruchtsäfte und mindestens 8–10 Gläser pro Tag. Die Flüssigkeit hilft auch beim Entschlacken. Eisgekühlte Durstlöscher allerdings lieber erst mal stehen lassen, denn zu kalte Getränke regen den Kreislauf an und fördern das Schwitzen.
3. Schnuppern Sie sich fit! Belebende Duftstoffe, wie z. B. Zitrus- und Fruchtessenzen, signalisieren unserem Gehirn: Frische, Kühle, Säure. Sie mobilisieren den Körper innerlich.
4. Eiszeit für Cremes: Bewahren Sie Pflegeprodukte wie Bodylotions und Augen-Gels im Sommer am besten im Kühlschrank auf. Beim Auftragen spüren Sie den Touch Extra-Kühlung. Außerdem: Die Inhaltsstoffe bleiben gekühlt länger haltbar.

Eine kalte Dusche macht heiß – lieber lauwarm duschen

5. Halten Sie die Frische fest! Bestäuben Sie nach einer lauwarmen Dusche (kaltes Wasser erfrischt nur im ersten Moment) Ihren Körper mit Talkumpuder. Er saugt die Körperfeuchtigkeit etwas auf und erzeugt eine angenehme Kühle.
6. Cooldown fürs Gesicht: Eine Rosen-Kompresse erquickt. Auf drei Esslöffel getrocknete Blätter $^1/_2$ Liter kochendes Wasser gießen. Nach 10-minütigem Ziehen abkühlen lassen und Eiswürfel hinzufügen. Baumwolltuch darin tränken, leicht ausdrücken, aufs Gesicht legen und entspannen. Für Eilige gibt's Rosen-Feuchtigkeitsgels (z. B. aus dem Reformhaus).
7. Macht müde Beine munter: Zwei Handtücher in eiskaltes Wasser tauchen, auswringen und um die Waden wickeln. Prickelndes Gel mit Franzbranntwein und Arnika wirkt zusätzlich abschwellend.

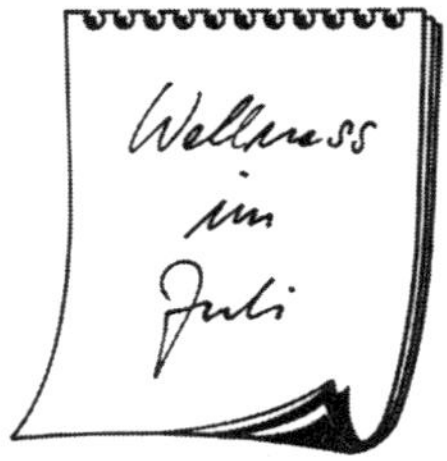

Trennkost und Sonne für Body & Soul

Summerfeeling – der Juli gibt uns alles im Überfluss: Sonne, Wärme und leuchtende Farben. Die Natur erstrahlt in vollem Glanz. Wir genießen die Üppigkeit dieses Monats und zelebrieren südländisches Laissez-faire. Leichte, entschlackende Speisen der Trennkost mit köstlichen Kaltschalen und der Sprung ins kühle Nass gehören genauso dazu, wie Picknicks und Sonnenbäder. Trennkost bedeutet, Eiweiß und Kohlenhydrate getrennt voneinander zu essen. Frisches Obst, knackiges Gemüse und andere ballaststoffreiche Lebensmittel sind Hauptbestandteil der Diät. Sie regen Darm und Verdauung an und bauen so Schlacken ab. Hunger kommt dabei erst gar nicht auf. Sonnenhungrig dürfen Sie hingegen gerne sein; so stimulieren Sie Ihren Stoffwechsel zusätzlich durch die wärmenden Strahlen.

Ernährung: Trennen und Schlemmen

Der amerikanische Arzt Dr. Howard Hay entwickelte das Konzept der Trennkost vor etwa 70 Jahren. Er litt an einer scheinbar unheilbaren Nierenerkrankung und wurde erst wieder gesund, nachdem er seine Ernährung umgestellt hatte. Dr. Hay fand heraus, dass ein gemeinsamer Verzehr von Kohlenhydraten und Eiweiß die Verdauung beeinträchtigt. Diese Erkenntnis nimmt die moderne Ernährungswissenschaft heute als Basis für eine Vielzahl von Diäten.

So funktioniert die Trennkost

Trennen und Schlemmen

Das Prinzip ist einfach: Kohlenhydratreiche und eiweißreiche Lebensmittel werden getrennt voneinander gegessen. Die neutralen Produkte dürfen Sie nach Lust und Laune mit Kohlenhydrat- und Eiweißmahlzeiten kombinieren. (Zu welcher Gruppe ein Produkt gehört, erfahren Sie in der folgenden Aufzählung.) Eine 100-prozentige Trennung von Kohlenhydraten und Eiweiß in unseren Nahrungsmitteln gibt es allerdings nicht. So enthalten Fisch oder Fleisch, die sehr eiweißreich sind, Spuren von Kohlenhydraten und Gemüsesorten, die als neutral gelten, weisen geringe Mengen an Eiweiß und Kohlenhydraten auf. Für die Trennkost ist nur entscheidend, in welchem Mengenverhältnis die beiden Nährstoffe in den Lebensmitteln vorkommen. Es gibt sogar Zuordnungen, die auf den ersten Blick völlig unsinnig erscheinen: Fast alle Früchte zählen zur Eiweiß-Gruppe, obwohl sie gar kein Eiweiß enthalten. Der Grund: Eiweiß baut sich im Körper zu Säuren ab. Da im Obst viele Fruchtsäuren stecken, werden fast alle Früchte der Eiweiß-Gruppe zugeordnet.

Die Trennkost-Mahlzeiten unseres Wochenendes sorgen dafür, dass Ihr Körper mit allen lebensnotwendigen Nährstoffen in optimaler Menge versorgt wird. Vollwertige Kohlenhydrate mit hohem Ballaststoffanteil, Vitaminen und Mineralstoffen. Auch sekundäre Pflanzenstoffe gibt es reichlich, da bei der Trennkost frische und möglichst wenig verarbeitete Lebensmittel verwendet werden. Fett und Eiweiß gibt es nur in geringen Mengen. Viel frisches Obst und Gemüse bilden die Grundlage des täglichen Speisezettels. Brot, Kartoffeln, Nudeln oder Reis sind als sättigende Abendmahlzeit gedacht.

Das richtige Timing

Auf das richtige Timing kommt es an

Wichtig bei der Trennkost ist auch, wann Sie die Lebensmittel essen. Sinnvoll ist es, morgens und mittags eiweißreiche Gerichte zu essen – die liefern Energie für den ganzen Tag. Abends gibt es bevorzugt Kohlenhydrate. Sie wirken beruhigend auf den gesamten Organismus und bringen erholsamen Schlaf. Zwischendurch – wenn Sie Appetit verspüren – gönnen Sie sich kleine Snacks, zum Beispiel einen fettarmen Joghurt, eine Banane oder eine Apfelsine, aus einer der drei Gruppen. Durch die ausgewogene Auswahl der Nahrungsmittel werden Sie mit allen wichtigen Vitalstoffen versorgt. Ihr Stoffwechsel kommt auf Touren und Sie fühlen sich sofort wohler.

Die Lebensmittel in der Trennkost auf einen Blick

Eiweißreiche Lebensmittel: Zu dieser Gruppe gehören Geflügel, Fisch, Fleisch, Sojaprodukte (zum Beispiel Tofu), Eier, Milch, Käsesorten mit höchstens 50 Prozent Fett i. Tr. (zum Beispiel Edamer, Parmesan, Harzer, Tilsiter, Gouda); Beerenfrüchte; Kernobst wie säuerliche

Äpfel, Birnen, Zitrusfrüchte; Exotisches wie Mango oder Ananas; Getränke wie Früchtetee, Apfelwein, trockener Weiß- und Rotwein, Obstsäfte.

Kohlenhydratreiche Lebensmittel: Dazu gehören Getreide wie Weizen, Roggen, Dinkel, Hafer, Gerste, Naturreis, Buchweizen; Vollkornprodukte wie Brot, Nudeln oder Grieß; Kartoffeln, Grünkohl, Topinambur, Schwarzwurzeln; süßes Obst wie Bananen, Feigen, frische Datteln; ungeschwefeltes getrocknetes Obst wie Rosinen, Aprikosen, Pflaumen; Honig, Ahornsirup, Bier.

Eine ausgewogene Ernährung bringt den Stoffwechsel auf Touren

»Neutrale« Lebensmittel: Gesäuerte Produkte wie Quark, Joghurt, Käsesorten mit mindestens 60 Prozent Fett, wie zum Beispiel Camembert; rohe und geräucherte Wurst- und Fischwaren; Gemüse wie Artischocken, Avocados, Lauch, Radieschen, Mais, Zwiebeln, Salate, Pilze, Sprossen; Kräuter und Gewürze; Nüsse, Oliven, Gemüsebrühe, Kräutertees.

Lebensmittel, die Sie meiden sollten: Weißes Mehl und alle daraus hergestellten Produkte wie Kuchen und Weißbrot; Zucker; Marmeladen, Gelees; Fertiggerichte und Konserven wie Erbsen, Linsen, Bohnen; Schweinefleisch, rohes Eiweiß von Hühnereiern, Mayonnaise, Butter, Margarine, schwarzer Tee, Kaffee und hochprozentige Spirituosen.

Fitmacher des Monats

Kohlrabi: Er enthält besonders viel Vitamin C (für das Immunsystem) und Folsäure (für die Neubildung von Körperzellen) sowie Kalium (für einen ausgeglichenen

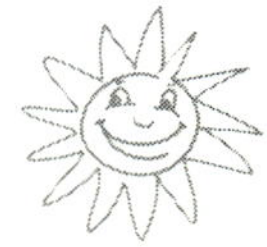

Wasserhaushalt), Kalzium (für starke Knochen), Magnesium (für starke Nerven und gesunde Muskeln) und Eisen (für die Bildung von roten Blutkörperchen und den Sauerstofftransport im Blut). Am nährstoffreichsten sind allerdings die zarten grünen Blätter, die man fein gehackt wie Kräuter immer mit verwenden sollte. Bereits die alten Römer wussten die stärkende Wirkung des Kohlstrunks zu schätzen.

Aprikose: Carotinoide verleihen dem Fruchtfleisch des Steinobsts die gelbe Farbe. Die antioxidativen Eigenschaften der gesunden Farbstoffe verhindern, dass aggressive Sauerstoffverbindungen die Erbsubstanz oder Gefäßwände angreifen. Darüber hinaus regen sie die Bildung von Immunstoffen an. Sogar im getrockneten Zustand enthält die Aprikose noch mehr von diesem tollen Biostoff als jede andere Frucht.

Rezepte

Zwischenmahlzeiten

Wählen Sie aus diesen Vorschlägen zwei Zwischenmahlzeiten pro Tag:

- 1 kleinen Kohlrabi fein raspeln, mit 2 EL Kefir, Jodsalz, Pfeffer und $^1/_2$ Bund fein gehackten Kräutern verrühren. Dazu können Sie 1 Sesamknäckebrot essen.
- 6 Aprikosen entsteinen, fein pürieren und mit 50 ml Mineralwasser auffüllen, gut gekühlt mit Minzestreifen servieren.
- $^1/_2$ Galia-Melone in Spalten mit 2 hauchdünnen Scheiben Parmaschinken.
- 6 Aprikosen entsteinen, pürieren, mit 1 TL Honig und 1 TL Kokosflocken verrühren. Im Tiefkühlfach anfrieren lassen.

Freitag

Abends: *Kohlrabi-Butter-Gemüse zu Lengfischfilet*

Zutaten:

50 g Vollkornreis

Jodsalz

1 großer Kohlrabi

1 TL Butter

Jodsalz

Pfeffer

Muskatnuss

75 ml Gemüsebrühe (Instant)

125 g Lengfischfilet (oder Rotbarsch oder Forelle)

1 TL körniger Senf

So wird's gemacht:

Reis in Salzwasser gar quellen lassen. Kohlrabi schälen und würfeln, frisches Grün beiseite legen. Butter erhitzen und Kohlrabi darin andünsten, würzen und mit Brühe ablöschen. Zugedeckt 8 Minuten garen. Fisch abspülen, würzen und mit Senf bestreichen. Auf dem Kohlrabi 4 Minuten mitdünsten. Reis abgießen und das Kohlrabigrün hacken. Kohlrabi, Fisch und Reis anrichten, Kohlrabigrün darüber streuen.

Samstag

Morgens: *Brötchen mit Parmaschinken, Aprikose und Schnittlauch*

Zutaten:

1 Sonnenblumenkernbrötchen

1 TL Butter

2 hauchdünne Scheiben Parmaschinken

1 Aprikose

2 EL Magerquark
1 EL Mineralwasser
Jodsalz
Pfeffer
½ Bund Schnittlauch

So wird's gemacht:
Brötchen halbieren und mit Butter bestreichen. Eine Hälfte mit Schinken belegen. Aprikose in Spalten schneiden und darauf anrichten. Quark, Mineralwasser, Salz und Pfeffer verrühren. Schnittlauch fein schneiden und unterrühren. Die Creme auf der zweiten Brötchenhälfte anrichten.

Mittags: *Überbackene Hähnchenbrust*

Zutaten:
1 Hähnchenbrustfilet (150 g)
Jodsalz
Pfeffer
2 Lauchzwiebeln
100 g Champignons
1 TL Olivenöl
1 Tomate
2 EL fein geriebener Parmesan

So wird's gemacht:
Hähnchenfilet abspülen, würzen und in eine Auflaufform legen. Lauchzwiebeln und Pilze klein schneiden, würzen, mit dem Öl mischen und um das Hähnchenfilet verteilen. Im heißen Backofen (200 Grad, Gasherd: Stufe 3) auf mittlerer Schiene ca. 15 Minuten backen. Tomate fein würfeln, auf dem Filet verteilen und Parmesan darüber streuen. In weiteren 10 Minuten fertig backen.

Abends: *Kohlrabi mit Rauke und Pfifferlingen*

Zutaten:

1 großer Kohlrabi
1 Schalotte
100 g Pfifferlinge
1 TL Olivenöl
Jodsalz, Pfeffer
30 g Rauke
1 Scheibe Vollkornbrot

So wird's gemacht:
Kohlrabi schälen und in feine Streifen schneiden, frisches Grün beiseite legen. Schalotte schälen und fein hacken. Pilze klein schneiden. Öl in einer Pfanne erhitzen und Schalotte und Kohlrabi darin unter Wenden 5 Minuten braten und würzen. Pilze zugeben und weitere 5 Minuten braten. Rauke klein zupfen und unterrühren. Gemüse nochmals abschmecken. Kohlrabigrün fein hacken und darüber streuen. Essen Sie dazu das Vollkornbrot.

Sonntag
Morgens: *Melonen-Aprikosen-Quark*

Zutaten:

$^1/_2$ Galia-Melone
3 frische Aprikosen
2 EL Magerquark
1 EL Mineralwasser
1 TL Honig
2 EL kernige Haferflocken
1 Sesamknäckebrot
2 hauchdünne Scheiben Parmaschinken

So wird's gemacht:
Melone und Aprikosen klein schneiden. Quark, Mineralwasser und Honig verrühren. Mit den Früchten und Haferflocken anrichten. Das Knäckebrot mit Schinken belegen.

Mittags: *Überbackenes Hüftsteak mit Edelpilzkäse*

Zutaten:
1 Hüftsteak (150 g)
Jodsalz, Pfeffer
2 Aprikosen
50 g milder Edelpilzkäse (50 % Fett i. Tr.)
50 g Feldsalat
1 TL Essig
1 EL Orangensaft
1 TL Olivenöl

So wird's gemacht:
Steak trockentupfen und auf dem heißen Grill oder in einer beschichteten Pfanne von jeder Seite 1–2 Minuten braten. Würzen und in eine Auflaufform legen. Aprikosen in Spalten schneiden und auf dem Steak verteilen. Käse darüber legen. Unter dem Grill überbacken, bis der Käse zerlaufen ist. Salat abspülen. Essig, Orangensaft, Salz, Pfeffer und Öl verrühren, über den Salat träufeln. Essen Sie den Salat zum Steak.

Abends: *Forellenfilet und Kartoffeln mit Kräuter-Meerrettich-Creme*

Zutaten:
300 g neue Kartoffeln
Jodsalz, Pfeffer
1 Bund frische Kräuter

3 EL Magerquark
1 EL Mineralwasser
1 TL geriebener Meerrettich
1 Kolben Chicorée
2 Aprikosen
2 EL Magermilchjoghurt
50 g geräuchertes Forellenfilet

So wird's gemacht:
Kartoffeln gründlich abbürsten und in Salzwasser garen. Kräuter fein hacken, mit Quark, Mineralwasser, Salz und Pfeffer verrühren und mit Meerrettich abschmecken. Chicorée in Streifen schneiden, Aprikosen würfeln und beides mit Joghurt verrühren. Mit Salz und Pfeffer abschmecken. Kartoffeln mit Quark, Salat und Forellenfilet anrichten.

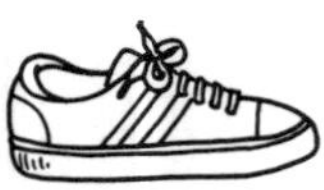

Fitness: Tipps für den »Summer in the City«

Solo im Fitness-Studio

Endlich ungestört trainieren!

Wollten Sie immer schon mal allein und unbeobachtet im Fitness-Studio trainieren? Dazu haben Sie jetzt Gelegenheit. Alle sind im Urlaub. Es gibt keine Warteschlange vor Stepper, Rad oder Laufband. Gehen Sie am besten früh am Morgen. Zum einen fällt im Sommer das Aufstehen nicht so schwer, zum anderen ist es um diese Zeit noch nicht so heiß. Und »ungefrühstückt« verbraucht der Körper in Aktion mehr Kalorien. Der Kreislauf kommt auf Touren. Körper und Geist werden mit einer Extraportion Sauerstoff versorgt. Hinterher fühlt man sich topfit und frisch für den Tag.

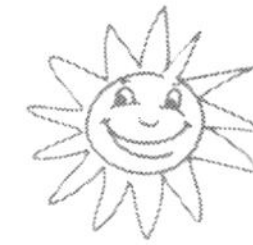

Das kühle Nass lockt

Verlieren Sie im Pool spielend ein paar Pfunde

Jetzt haben Sie den Pool mal ganz für sich allein! Wasser ist seit Jahrtausenden mehr als nur Trinkwasser und Reinigungsmittel. Schwimmen oder andere Bewegungen im feuchten Element kühlen nicht nur Geist und Gemüt, sondern sind Fitness pur für den Körper: Sie wirken sich positiv auf den Herz-Kreislauf-Bereich aus und steigern gleichzeitig die Fettverbrennung. Selbst, wenn Sie sich nur im Wasser treiben lassen, regen Sie bereits den Entschlackungsprozess des Organismus an. Und so können Sie im Wasser spielend Pfunde verlieren:

- Legen Sie einen Ball aufs Wasser und schieben Sie ihn mit Kopf, Schultern, Knien oder Füßen durchs Wasser.
- Frisbee-Scheibe oder Stab auf den Beckenboden legen und mit dem Fuß auf dem Boden entlangschieben.
- Einen Ball möglichst tief unter Wasser drücken. Den Ball dann loslassen und versuchen, ihn beim Herausschnellen aufzufangen.
- Im niedrigen Wasser verschiedene Gangarten abwechselnd durchführen: Mal waten wie ein Storch, mal auf den Fußspitzen oder auf den Hacken laufen usw.
- Sich zu zweit einen Ball zuwerfen. Der Ball darf möglichst nicht das Wasser berühren.

Entspannung: Eine Hommage an die Sonne

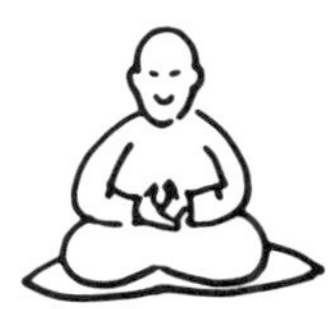

Sonne ist gesund. Ihre ultravioletten Strahlen aktivieren die Atmung, den Kreislauf, den Stoffwechsel und die Drüsen. Unser Körper benötigt das Sonnenlicht zur Bil-

Die Sonnenstrahlen stärken unser Immunsystem und machen Lust auf Liebe

dung von Vitamin D, um Kalzium für unseren Knochenbau aus der Nahrung aufnehmen zu können. Die Sonne hat eine heilsame Wirkung bei Hautproblemen und stärkt das Immunsystem. Auch unsere Seele ist sonnenhungrig. Denn das warme Licht entspannt, hellt die Stimmung auf und macht Lust auf die Liebe.
Kein Wunder also, dass die Sonne in allen Kulturen als Lebensquell angesehen wird. Sie gibt uns die Wärme und das Licht, das wir zum Existieren brauchen, und hält mit ihrer Schwerkraft die Erde an ihrem Platz im Universum. Schon immer glaubte man an die besondere Kraft der Sonne, man glaubte, sie besitze eine Seele, man machte aus ihr einen Gott und untersuchte sie in wissenschaftlichen Studien, um ihre Kraft erklären und verstehen zu können. Doch im Grunde bleibt sie ein Geheimnis.

Lichtmeditation

»Die Sonne hat die Erde umarmt und voller Freude spüre ich, wie meine Kraft zurückkehrt«, lautet eine alte Indianerweisheit. Die amerikanischen Ureinwohner glauben, dass derjenige, der die wohltuende Sonnenenergie durch Geist und Körper strömen lässt, von ihrem Licht erfüllt wird. Es schenkt ihm natürliche Schönheit, neue Lebenskraft und innere Harmonie. Außerdem aktiviert es den Energiefluss des Körpers und bringt die Seele zum Schwingen.

Holen Sie sich Sonnenstrahlen in Ihr Herz!

Mit der folgenden geführten Meditation können Sie ins aktivierende Licht eintauchen und sich Sonnenstrahlen ins Herz holen. Sprechen Sie sich den anschließenden Text auf eine Kassette oder lassen Sie sich ihn von einer vertrauten Person vorlesen. Nehmen Sie sich etwa eine halbe Stunde Zeit für diese Übung. Suchen Sie sich einen ruhigen Ort, an dem Sie ganz ungestört sind. Legen Sie sich entspannt auf den Rücken, auf einem Teppich oder einer Decke, und atmen Sie tief ein und aus. Lauschen Sie der Lichtmeditation:

»Sobald wir still werden, ist das Lichtfeld da. Es hüllt uns ein. Durchdringt uns. Wir erahnen, was es bedeutet, durchströmt zu werden, im Licht zu sein, die Sonne zu spüren und alles zu lassen. Einfach zu vertrauen. Die Atmung, die aus dem Licht kommt, wird uns jetzt bewusst. Durchdringt und durchströmt uns. Wir sind ganz im Energiefeld der kosmischen Schwingung. Da unser Bewusstsein wach ist, können wir lauschen auf das, was jetzt vor sich geht, was in uns passiert. Das Vertrauen ist da, dass alles, was geschieht, zu unserem Wohle ist. Dieses Gefühl fließt aus einer anderen Ebene unseres Seins. Erhebt uns zu dem Lichtkörper, der auf uns wartet. Er möchte sich herabsenken, sich mit uns verbinden. Dass Seele und Körper sich immer mehr finden.

Ruhende Energien werden aktiviert

Ich bin verbunden mit diesem Körper, lebe in diesem Feld zwischen ihm und mir. Tief schlummernde Energien werden aktiviert. Ich bin ganz auf Empfang. Ich kann lauschen. Fühlen. Und alle Energien in meinem Körper werden aktiv. Ich empfange Nahrung, Nahrung aus dem Kosmos. Das Gefühl der Schwingung ist im ganzen Körper. Lebendigkeit nimmt Schritt um Schritt Besitz von mir. Und wenn da noch Blockaden sind, dann bitten wir den silbernen Strahl, diesen hellen Lichtstrahl, die Blockierungen zu lösen, die Ablagerungen in den Zellen zu verwandeln, damit Energie frei wird. Mit der Stärke dieser Lichtstrahlen kann sich die Blüte des Herzens öffnen und den Duft der Liebe ausströmen lassen. Das kosmische Licht fällt hinein.

Und vom Herzen her werden sich alle Körperenergien vereinen zu einem großen Lichtball. Ich atme Licht durch das Zentrum meines Herzens und weite mein Herz zu einer wunderschönen, leuchtenden Sonne, die sich immer mehr in alle Richtungen ausdehnt. Ausbreitet wie ein Sonnenball. Ich atme Licht durch das Zentrum meines Herzens. Dehne diese leuchtende Sonne immer mehr, bis ich eine Einheit des Lichts bin. Diese Sonne wird immer weiter strahlen. Gewaltig, doch mild. Ich bin eine Einheit des Lichts. Ich lebe im Licht. Ich liebe im Licht. Ich lache im Licht. Denn ich bin das Licht. Ich bin Licht. Ich bin im Einklang mit meiner Seele. Mit meiner Bestimmung.«

Sonne erhellt auch unsere Herzen

Atmen Sie tief ein und aus. Ruhen Sie noch einen Moment. Spüren Sie die Wärme und das Licht. Kehren Sie dann aus der Meditation zurück. Bewegen Sie Hände und Füße. Werden Sie wieder ganz wach.

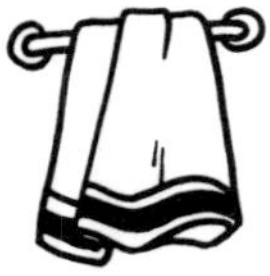

Beauty: Die richtige After-Sun-Pflege

Seit die Römer sonnengebräunte Haut zum Schönheitsideal erklärten, erfreut sich das Sonnenbad großer Beliebtheit. Doch in unserem Jahrhundert kann das aggressive UV-Licht fast ungehindert durch die zerstörte Ozonschicht hindurch auf unsere Haut brutzeln. Deshalb ist es besonders wichtig, die Haut nach dem Sonnenbad mit Feuchtigkeit zu verwöhnen. Ansonsten »pellt« sie sich und es kann zu Hautirritationen und vorzeitiger Hautalterung kommen.

Geben Sie der Haut, was sie braucht

• Das kühlende Gel der Lilienpflanze Aloe Vera beruhigt gereizte Haut und spendet viel Feuchtigkeit. Auch das entzündungshemmende Alpha-Bisabolol der Kamille hilft, Schwellungen und Rötungen zu lindern.

Die Haut braucht jetzt viel Pflege

• Zusätzlich können Sie der Hautalterung, die durch die Sonnenbestrahlung beschleunigt wird, vorbeugen. Spezielle Anti-Aging-Stoffe in After-Sun-Produkten stimulieren die Regeneration sonnengeschädigter Zellen.

• Sonnen- und umweltbedingte Linien und Fältchen der Gesichtshaut lassen sich durch Cremes mit Milchpeptiden, die die Kollagenproduktion unterstützen, mildern.

• Gurkenscheiben, die Sie sich einfach aufs Gesicht legen, kühlen und regulieren den Feuchtigkeitshaushalt der Haut (siehe dazu S. 136).

• Und vergessen Sie die Haare nicht: Der Fahrtwind beim Cabriofahren, Sonne und Salzwasser am Strand – im Sommer wird das Haar ziemlich strapaziert. Eine Haarmaske bringt wieder Glanz in matte Strähnen. Doppelt so intensiv wirkt die Kur in Verbindung mit Wärme: Die Haarpackung auftragen, ein Handtuch um den Kopf wickeln und mit dem Fön fünf Minuten lang wärmen.

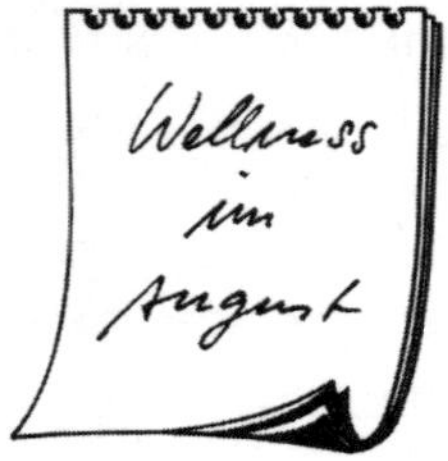

Das Veggie-Wochenende

Der Hochsommer steht in voller Blüte. Bei flirrender Hitze hat man im August Appetit auf knackiges Obst, frisches Gemüse und kühlende Getränke. Dieses Veggie-Wochenende hilft dem Körper, Ballast abzuwerfen. Nutzen Sie zusätzlich das schöne Wetter, um sich an der frischen Luft zu bewegen – im Outdoor-Fitness-Studio nehmen Sie mit Beachvolleyball oder Federball spielend ab. Gönnen Sie auch Ihrem Gesicht ein paar »Beauty-Spiele«, denn das intensive Sonnenlicht hinterlässt seine Spuren auf der Haut.

Ernährung: Sommerfrüchte für die leichte Küche

Frisches mit hohem Fitnessfaktor

Leuchtend rote Himbeeren, duftende Pfirsiche, knackfrische Möhren, grüne Bohnen oder aromatisch süße Zuckerschoten: Gerade jetzt im Sommer wird auf dem Wochenmarkt einheimisches Gemüse und Obst in Hülle und Fülle angeboten. Ihr Duft und ihr Aroma sind geradezu unwiderstehlich. Gut so. Denn egal, welche Sorten: Sie alle haben wenig Kalorien und einen hohen Fitnessfaktor.

Jetzt ist die Gelegenheit, es sich ein ganzes Wochenende ausschließlich mit frischen Früchten und Gemüsen gut gehen zu lassen. Abwechslung ist garantiert. Denn daraus lassen sich herrliche Salate zum Sattessen und köstlich kühle Drinks zubereiten. Wenn die Sonne heiß vom Himmel sengt, hat man sowieso eher Lust auf einen frischen kleinen Snack. Obst und Gemüse sind sehr wasserreich und tragen so zur Deckung des Flüssigkeitsbedarfs bei. Das ist gerade im Sommer extrem wichtig. Die erfrischende Wirkung der Früchte des Sommers hängt auch mit dem hohen Gehalt an Fruchtsäuren und fruchteigenen Zuckern zusammen, die schnelle Energie liefern, den Körper jedoch nicht belasten.

Der Sommer bietet unendlichen Genuss

Genießen Sie Obst und Gemüse am besten roh als Salat oder frisch gepresst als Drink. Nur so bekommen Sie die geballte Pflanzenpower von Vitaminen, Mineralstoffen, bioaktiven Pflanzen- und wertvollen Ballaststoffen. Die einzigartige Kombination und besonders hohe Konzentration von Vitamin C und E, Kalium und Carotinoiden helfen, überschüssiges Wasser und Fett aus den Zellen zu schwemmen, machen schlank und straffen das Bindegewebe.

Das passende Drumherum

Ein Salat, garniert mit hauchzarten Parmesanspänen oder etwas würzigem Schafskäse, macht angenehm satt. Die Kombination mit hochwertigem Eiweiß bringt zusätzlich richtig Power. Wertvolle kaltgepresste Pflanzenöle wie Oliven- oder Weizenkeimöl im Dressing versorgen den Körper mit lebenswichtigen Fettsäuren. Salz hebt die Wirkung des entwässernden Kaliums wieder auf. Deshalb sollten Sie es nur sparsam, am besten gar nicht verwenden. Stattdessen lieber mit duftenden Kräutern wie Basilikum, Schnittlauch oder Petersilie würzen.

Erfrischende Drinks und Shakes für zwischendurch sind superlecker und fluten den Organismus mit gesunden Nähr- und Ballaststoffen, die entgiften und das Immunsystem stärken. Frisch gepresst aus erntefrischem Obst und Gemüse, kombiniert mit fettarmen Joghurts, Kefir oder Buttermilch stehen sie den Salaten in nichts nach. Auch an diesem Wochenende gilt: zusätzlich viel trinken, möglichst (kaliumreiches) Mineralwasser mit wenig oder ganz ohne Kohlensäure. Ein großes Glas Wasser, schluckweise vor dem Essen oder zwischendurch, wirkt obendrein als kleine Hungerbremse. In Kombination mit der Rohkost bringt es die Verdauung und den Darm in Schwung. Ein ausreichend mit Ballaststoffen und Flüssigkeit versorgter Darm arbeitet nicht nur effektiver, sondern transportiert auch Schadstoffe schneller aus dem Körper. Bei so viel Vitalstoffen und so wenig Kalorien sitzt dann auch das bauchfreie Top wieder tadellos.

Bei Hitze hilft nur eins: trinken, trinken, trinken

Fitmacher des Monats

Friséesalat: Diese Salatsorte zählt zu den Endivien und ist erheblich nährstoffreicher als der normale Kopf- oder Eisbergsalat. Die reichlich enthaltene Folsäure kann sogar besonders gut vom Körper verwertet werden. Daneben bieten die gezackten Blätter noch den Ballast- und Bitterstoff Inulin. Dieser fördert die Bildung einer gesunden Darmflora, kurbelt außerdem die Fettverdauung an und wirkt leicht harntreibend.

Kefir: Er enthält wie alle Milchprodukte viel Kalzium. Ein Mangel dieses Minerals kann zur Übererregbarkeit von Muskeln und Nerven führen. Dank des Milchzuckers kann der Körper Kalzium aus Quark oder Käse besonders gut ausnutzen. Die enthaltenen Milchsäurebakterien haben eine wohltuende Wirkung auf den Darm: Sie sorgen für eine gesunde Darmflora und kurbeln sanft die Verdauung an.

Rezepte

Zwischenmahlzeiten
Wählen Sie aus diesen Vorschlägen zwei Zwischenmahlzeiten pro Tag:

- Tomatensaft mit fein gehacktem Basilikum, Salz und Pfeffer.
- 3 frische Aprikosen entsteinen, pürieren, mit 100 ml gut gekühltem Kefir auffüllen und mit Zimt abschmecken.
- 100 g Blaubeeren grob zerdrücken, mit 100 ml gut gekühltem Kefir auffüllen und mit 1 TL Honig verrühren.
- 75 g frische Himbeeren und 75 g Galia-Melone pürieren, mit Honig verrühren und mit Mineralwasser auffüllen.

Freitag
Abends: *Salat mit Kefir-Dressing und Knoblauchbrot*

Zutaten:
3 EL Kefir
Jodsalz
Pfeffer
1/2 TL Dijon-Senf
einige frische Kräuter
1 Lauchzwiebel
1 Tomate
4 Champignons
1/2 kleiner Kopf Friséesalat
1 Knoblauchzehe

1 TL Olivenöl
1 kleines Vollkornbrötchen

So wird's gemacht:
Kefir, Salz, Pfeffer und Senf verrühren. Kräuter hacken und unterrühren. Zwiebel, Tomate und Pilze klein schneiden. Salat abspülen und in mundgerechte Stücke zupfen. Salatzutaten auf einem großen Teller anrichten. Knoblauch hacken und mit dem Öl in einer Pfanne erhitzen. Das Brötchen halbieren und die Schnittflächen im Knoblauchöl knusprig braten und salzen. Das Dressing über den Salat träufeln. Dazu das Brot essen.

Samstag
Morgens: *Melone mit Kokos und Kefir*

Zutaten:
$^{1}/_{2}$ kleine Galia-Melone
1 TL Kokosraspeln
150 ml Kefir
etwas frische Minze

So wird's gemacht:
Melone in Würfel schneiden, mit Kokosraspeln mischen, Kefir darüber geben und alles gut durchkühlen lassen. Mit Minzeblättchen bestreuen.

Mittags: *Frischer Nudelsalat mit Melone*

Zutaten:
40 g Nudeln (zum Beispiel Spirelli)
Jodsalz, Pfeffer
3 EL Weißweinessig
$^{1}/_{2}$ TL Dijon-Senf

1 TL Olivenöl
1 Tomate
einige Stiele frische Kräuter der Saison
1/2 kleine Galia-Melone
1/2 kleiner Friséesalat

So wird's gemacht:
Nudeln in Salzwasser gar kochen, abtropfen und abkühlen lassen. Essig, Salz, Pfeffer, Senf und Öl verrühren. Tomate fein würfeln, Kräuter hacken und beides unter die Vinaigrette rühren. Nudeln unterheben und 10 Minuten ziehen lassen. Melone würfeln, Salat in mundgerechte Stücke zupfen, beides mit den Nudeln mischen und nochmals abschmecken.

Abends: *Brokkoli-Tomaten-Salat*

Zutaten:
300 g Brokkoli
Jodsalz, Pfeffer
1 Ei (Größe S)
1 Tomate
1/2 Bund frische Kräuter der Saison
3 EL Kefir
1 Vollkornbrötchen

So wird's gemacht:
Brokkoli in Röschen teilen und in wenig Salzwasser 10 Minuten weich dünsten. Etwas abkühlen lassen. Das Ei hart kochen. Die Tomate würfeln. Kräuter hacken, mit Kefir verrühren und würzen. Brokkoli und Tomate mit dem Kefir-Dressing mischen. Nochmals abschmecken. Ei schälen, hacken und darüber streuen. Essen Sie dazu das Brötchen.

Sonntag

Morgens: *Meerrettich-Toast und Himbeerjoghurt*

Zutaten:

2 EL Magerquark
1 EL Mineralwasser
$\frac{1}{4}$ TL geriebener Meerrettich
Jodsalz, Pfeffer
2 Blätter Friséesalat
1 Vollkorntoast
100 g Magermilchjoghurt
1 TL Honig
100 g frische Himbeeren

So wird's gemacht:

Quark, Mineralwasser, Meerrettich, Salz und Pfeffer glatt rühren. Salat klein zupfen. Toast rösten und abkühlen lassen. Das Brot mit dem Quark bestreichen, mit Salat belegen, diagonal durchschneiden und zusammenklappen. Joghurt und Honig verrühren und mit den Himbeeren anrichten.

Mittags: *Bandnudel-Salat mit Sommergemüse*

Zutaten:

40 g Bandnudeln
Jodsalz, Pfeffer
20 g getrocknete Steinpilze
50 ml Gemüsebrühe (Instant)
50 g Zuckerschoten
1 kleine rote Paprika
1 kleine Zucchini
1 TL Olivenöl
1 EL Balsamessig

1 TL Honig

½ Bund Basilikum

So wird's gemacht:
Nudeln in Salzwasser garen. Abgießen, abtropfen lassen und etwas abkühlen lassen. Die Pilze in heißer Brühe aufkochen und köcheln lassen, bis die Flüssigkeit fast ganz verdampft ist. Lassen Sie die Pilze etwas abkühlen und hacken Sie sie fein. Salzen und pfeffern. Zuckerschoten, Paprika und Zucchini klein schneiden und im heißen Öl 5 Minuten dünsten. Mit Steinpilzen, Balsamessig, Salz, Pfeffer und Honig abschmecken. Basilikum in feine Streifen schneiden. Gemüse und Nudeln mischen, abschmecken und Basilikum darüber streuen.

Abends: *Tomaten mit Mozzarella und Basilikum*

Zutaten:

2 Tomaten

½ kleiner Friséesalat

1 Kugel Mozzarella (ca. 125 g)

frisches Basilikum

Jodsalz

schwarzer Pfeffer

1 TL Olivenöl

2 TL Balsamessig

1 Sesamknäckebrot

So wird's gemacht:
Tomaten in Scheiben schneiden, Salat in mundgerechte Stücke zupfen. Mozzarella würfeln. Alles auf einem Teller anrichten und mit Salz und Pfeffer würzen. Öl und Essig darüber träufeln. Mit dem Basilikum garnieren. Essen Sie dazu das Knäckebrot.

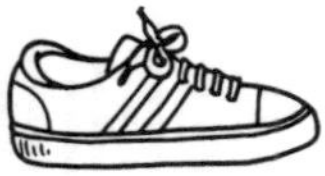

Fitness: Spielend abnehmen

Sonne und Urlaub. Da gibt's nur einen Ort der Begierde: den Strand (wahlweise die Wiese am See oder im Freibad). Inbegriff für Faulenzen, Freizeit und Fun. Doch so ein Sandstreifen – egal ob in Westerland oder an der Copacabana – eignet sich auch hervorragend als Outdoor-Fitnessclub. Nichts ist gesünder und einfacher, als an der frischen Meeresluft den Kreislauf in Schwung und den Körper zum Schwitzen zu bringen. Weder Eintrittsgeld noch Öffnungszeiten hindern den sommerlichen Bewegungsdrang.

Beim Beachworkout kommen Sie spielend in Topform

Die eigene Motivation entscheidet über die Wahl der Aktivitäten: Ganz gleich, ob Sie sich für Beachvolleyball, Wasserball oder das gute alte Federballspiel entscheiden, aus Ihrem langweiligen, trägen Sandgelage wird ein aktives Beach-Workout und Sie kommen spielend in Topform, verbessern Ihre Ausdauer und kurbeln den Energieverbrauch an. Wenn Sie keinen von unseren Vorschlägen aufgreifen möchten, können Sie auch Frisbee oder Boccia spielen. Hauptsache, Sie bewegen sich. Also, trommeln Sie ein paar Freunde zusammen, und dann heißt es raus aus der Liege und ran an den Ball!

Trendsport am Strand: Beachvolleyball

Zum Einstieg beginnen Sie mit sechs gegen sechs Spieler. Statt eines Netzes tut es fürs Erste auch eine Wäscheleine. Wärmen Sie sich zunächst ein bisschen auf, indem Sie mit einem Partner »pritschen« üben und sich den Ball locker zuspielen. Und dann geht's los!

Beachvolleyball strengt zwar an, tut Ihnen jedoch viel Gutes: In erster Linie ist das Strandspiel ein effektives Kreislauftraining, da das Herz für die schnellen Aktionen kurzfristig viel Blut in die Muskeln pumpen muss. Die Koordination wird verbessert und geschult. Und auch die Kraft kommt nicht zu kurz. Besonders arbeiten muss Ihre Rumpfmuskulatur, um im weichen Sand das Gleichgewicht zu halten. Die Sprünge und Sprints kräftigen die Unterschenkel- und Fußmuskeln. Da der Sandboden Hechtsprünge und Stürze weich abfängt, ist die Verletzungsgefahr beim Beachvolleyball viel geringer als beim Spiel in der Halle. Und da der sandige Untergrund nachgibt, kommt es zu ständig wechselnden Winkeleinstellungen der Gelenke. So laufen Sie nicht Gefahr, sich einseitig zu belasten.

Ideal: Die Verletzungsgefahr ist auf Sand gering

Ein Klassiker: Federball

Für Federball brauchen Sie keinen Strand, eine grüne Wiese lädt genauso zum Federballturnier ein. Den Sieger können Sie anschließend mit einem vegetarischen Picknick belohnen. Wenn Sie richtig Wettkampfstimmung aufkommen lassen wollen, müssen Sie ein Feld von 5 mal 13 Meter Größe abstecken und eine Schnur als Netz in 1,55 Meter Höhe spannen. Nehmen Sie spezielle Wind-Federbälle und dann zählen Sie wie beim Tischtennis zwei Sätze bis 21 Punkte. Beim Federballspiel verbrauchen Sie nicht so viel Energie wie beim Beachvolleyball. Doch dafür fördern Sie Ausdauer, Kraft und Koordination gleichmäßiger und haben damit ein Rundum-Fitness-Programm – Spaß inklusive.

Federball bringt Spaß!

Das feuchte Vergnügen: Wasserball

Geben Sie sich mit ein paar Freunden im Wasser die Kugel: Statt Toren können Sie auch jeweils zwei Eimer, die Sie mit einem schweren Stein an einer langen Leine am Meeresgrund verankern, verwenden. Eine Partie Wasserball verlangt Übersicht, schult die Koordination und kräftigt gleich mehrere Muskelgruppen auf einmal. Die kurzen Zwischensprints kosten Kraft. Außerdem müssen Sie ständig gegen den Wasserwiderstand ankämpfen, so dass Sie auch Ihre Ausdauer trainieren.

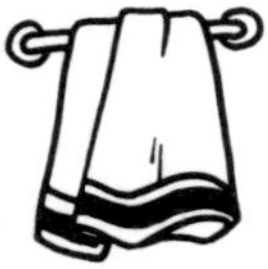

Beauty: Entspannte Augenblicke mit Muskelspielen

Nach einem ganzen Tag in der Sonne zeigen sich die Fältchen an den Augenpartien besonders deutlich; denn selbst wenn Sie nur mal ein paar Minuten keine Sonnenbrille tragen, beginnen Sie schon zu blinzeln und kneifen die Augen zusammen. Gönnen Sie Ihrer Augenpartie deshalb abends eine kurze Erholungsphase.

Augen zu und Pause

Tipps für schöne Augen

• Reinigen Sie die Haut und entfernen Sie vorsichtig alle Make-up-Reste.
• Legen Sie dann zwei in Rosenwasser getränkte Wattepads auf die Augen und genießen Sie 10 Minuten lang die entspannende Kühlung.
• Anschließend tragen Sie noch eine abschwellende Augencreme auf.

Gesichtsgymnastik

Stärken Sie Ihre Gesichtsmuskeln

Zusätzlich können Sie sich noch mit einem kleinen »Gesichtsjogging« etwas Gutes tun. Vor allem der periorbitale Muskel – der Ring um die Augen – wird dadurch gestärkt.

• Den Mund öffnen und mit den Fingerspitzen an den Mundwinkeln die Oberlippe sanft nach unten ziehen.

• Im Anschluss je einen Finger auf die Mitte der Augenbrauen setzen, die Augen schließen und mit den Fingern sanft die Brauen hochziehen.

• Abschließend die Handflächen stark und schnell aneinander reiben und die warmen Handflächen sanft über die geschlossenen Augen legen.

Herbst

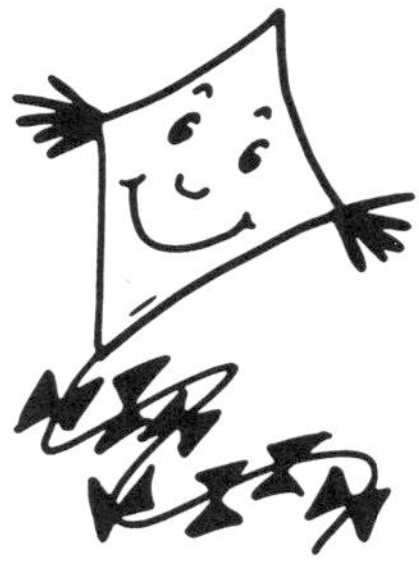

Herbstleuchten

Im Spätsommer gibt die Natur noch einmal alles, was sie zu bieten hat, bevor sie ihren Winterschlaf antritt. Das Laub an den Bäumen zeigt sich in allen Farbschattierungen von golden bis bordeauxrot. Alles, was bisher wachsen und gedeihen konnte, ist reif für die Ernte. Wenn die Tage kürzer werden, beginnt die Zeit des Rückzugs: Wir machen es uns zu Hause gemütlich, treffen uns mit guten Freunden, lesen und meditieren vielleicht. Der Herbst ist allerdings auch ideal, um sich ein Verwöhnwochenende zu gönnen und danach wieder fit und gestärkt in die neue Woche zu starten.

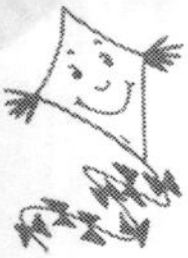

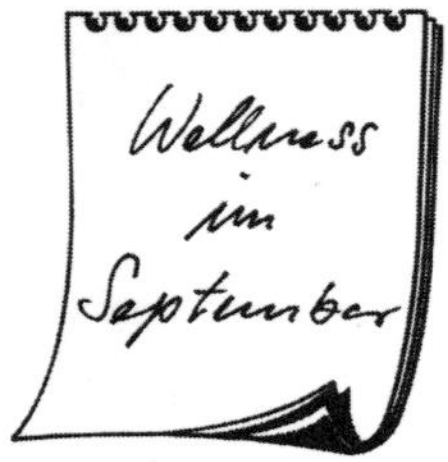

Das Brain-Food-Wochenende

Sommerausklang – die Tage werden merklich kürzer. Die lauen Abende umhüllt ein Hauch von Romantik. Man schwelgt in Urlaubserinnerungen und möchte sie so lange wie möglich in den Herbst retten. Gleiches gilt natürlich auch für Ihre Sonnenbräune. Noch kann man die verführerische Färbung der Haut in den letzten warmen Strahlen der Septembersonne auffrischen. Doch bald werden diese schon nicht mehr ausreichen. Wir geben Ihnen Tipps, wie Sie das schönste Mitbringsel aus dem Urlaub weiterhin erhalten.

Das Urlaubsfeeling in den Alltag mitnehmen

Damit Ihnen auch das Urlaubsfeeling bleibt und Ihre Laune nicht mit den Blättern fällt, sollten Sie etwas für Ihren Körper und Ihre geistige Fitness tun. Unser Gehirn muss täglich Höchstleistungen vollbringen. Eine ständige Informationsflut, Termin- und Leistungsdruck belasten uns im Alltag. Eine gezielte Lebensmittelauswahl mit den richtigen Nährstoffen kann Konzentration, Gedächtnis, unsere psychische Ausgeglichenheit und Belastbarkeit spürbar verbessern. Tanz-Workouts machen Spaß und beleben den Geist.

Ernährung: Nervenkost für helle Köpfe

Der Hauptenergielieferant des Gehirns sind komplexe Kohlenhydrate – am besten aus Haferflocken, Linsen, Reis, Nudeln oder Brot. Sie geben ihre Energie ganz langsam an das Blut ab, so dass das Gehirn und alle anderen Organe über einen längeren Zeitraum gleichmäßig versorgt sind. Das Ergebnis: Wir können uns gut konzentrieren, sind ausgeglichen und bester Laune. Da das Gehirn keine Speicher hat, muss es kontinuierlich mit neuer Energie gefüttert werden. Das heißt: nicht drei große, sondern mehrere kleine (am besten fünf) Mahlzeiten am Tag sind optimal.

Neben Kohlenhydraten sind Eiweiß, hochwertiges Fett sowie Vitamine und Mineralstoffe lebensnotwendig. Besonders hochwertiges Brain-Food sind die B-Vitamine: Vitamin B1 aus Vollkornprodukten, Bierhefe, Sojabohnen, Weizenkeimen oder Linsen, Vitamin B6 aus Makrele, Schnittbohnen oder Paprika und Vitamin B12 aus Rotbarsch, Sauerkraut oder Speisequark. B-Vitamine wirken als Co-Enzyme von bestimmten Botenstoffen und spielen eine zentrale Rolle beim Energiestoffwechsel.

Richtige Nährstoffe erhöhen die Leistungsfähigkeit

Aus den kleinsten Eiweißbausteinen werden Botenstoffe (Neurotransmitter) hergestellt. Sie erfüllen verschiedene Aufgaben: Lecithin ist mitverantwortlich für das Konzentrationsvermögen und die Wahrnehmung. Es ist in Haferflocken, Nüssen und Eiern enthalten. Aus der Aminosäure Tyrosin (in Tofu, Fisch, Hähnchen und Käse vorkommend) wird das Hormon Dopamin hergestellt. Dieses beflügelt Fantasie und Gefühle. Das hochwirksame Glückshormon Serotonin wird aus der Aminosäure Tryptophan (in Bananen, Hülsenfrüchten, Roter Bete, Fenchel, Tomaten und Spinat enthalten) gebildet. Es dämpft negative Gefühle wie Hunger, Schmerz oder

Aggression. Gleichzeitig sorgt Serotonin für eine gesteigerte Muskelaktivität und eine entspannte, ausgeglichene Stimmungslage.

Geben Sie Gehirn und Nerven nur beste Qualität

Fettsäuren sorgen als »Schmierstoffe« für einen reibungslosen Transport von Informationen. Zudem dienen sie als Schutz und Polster für die empfindlichen Hirn- und Nervenzellen. Das Gehirn akzeptiert allerdings nur »erste Qualität«, das heißt, ungesättigte Fettsäuren aus Lachs, Makrele, Olivenöl oder Nüssen. Mineralstoffe, wie Magnesium und Kalzium aus Bananen, Nüssen, Joghurt oder Käse, sind ebenfalls an der Informationsübertragung beteiligt. Sie beruhigen die Nerven und fördern außerdem die Konzentration. Der hohe Gemüseanteil in den Rezepten sorgt mit den enthaltenen Vitalstoffen für eine Reinigung von innen. Sie stimulieren die Verdauungssäfte und kurbeln den Stoffwechsel an.

Fitmacher des Monats

Rotbarsch: Der appetitliche Atlantikfisch hat einen ganz besonders feinen, milden Geschmack und festes Fleisch. Er ist reich an abwehrstärkendem Selen und dem Stoffwechselbeschleuniger Jod. Mehrfach ungesättigte Fettsäuren machen Rotbarsch zu wertvoller Nervennahrung.

Walnuss: Die aromatischen Kerne schützen den Darm vor Krebserkrankungen und beugen Arteriosklerose vor. Ungesättigte Fettsäuren, wie Linolsäure, sind reichlich enthalten und dienen als Schutzschild für die empfindlichen grauen Gehirnzellen. Deshalb sollten Sie die kleinen Powerpakete so oft wie möglich knabbern. Achten Sie aber darauf, dass Sie Ihr Kalorienkonto dabei nicht überziehen.

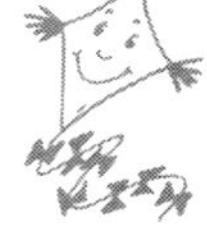

Rezepte

Zwischenmahlzeiten

Wählen Sie aus diesen Vorschlägen zwei Zwischenmahlzeiten pro Tag:

- 200 g Wassermelone zum Naschen. Dazu gibt es 2 Cracker, die Sie mit 1 TL kalorienreduziertem Kräuter-Frischkäse bestreichen.
- 1 Möhre und $\frac{1}{4}$ Salatgurke in längliche Streifen schneiden. 2 Cräcker mit 1 TL kalorienreduziertem Kräuter-Frischkäse bestreichen.
- $\frac{1}{3}$ Mozzarellakugel (ca. 40 g) würfeln, 1 Tomate in Scheiben schneiden und alles mit frischem Basilikum anrichten.
- 150 g Magermilchjoghurt mit1 TL Honig und 5 Walnusskernhälften vermischen.

Freitag

Abends: *Rotbarsch-Nuggets in Knusperteig zu Wokgemüse*

Zutaten:

1 Walnuss
1 Knoblauchzehe
$\frac{1}{2}$ kleine rote Chilischote
1 kleine Fenchelknolle
2 Möhren
1 TL Sonnenblumenöl
Sojasauce
Pfeffer
150 g Rotbarschfilet
1 Eiweiß
Jodsalz
1 TL Speisestärke

So wird's gemacht:
Walnuss grob hacken und in einem Wok oder einer großen Pfanne rösten. Knoblauch und Chili hacken. Fenchel und Möhren in feine Stifte schneiden. Öl in einem Wok erhitzen, Knoblauch, Chili und Gemüse darin unter Wenden 5 Minuten braten, mit Sojasauce und Pfeffer würzen, herausnehmen und warm stellen. Fischfilet würfeln. Das Eiweiß und 1 Prise Salz sehr steif schlagen und die Speisestärke unterziehen. Fisch salzen und pfeffern und durch den Eiweißteig ziehen. Im Wok knusprig braten. Gemüse, Walnüsse und Fisch-Nuggets anrichten.

Samstag
Morgens: *Käsebrötchen mit Walnüssen und Himbeerjoghurt*

Zutaten:
1 Hafer-Vollkornbrötchen
30 g Gouda (30 % Fett)
1 TL Honig
1 Walnuss
100 g Magermilchjoghurt
50 g frische Himbeeren

So wird's gemacht:
Das Brötchen aufschneiden und eine Hälfte mit Käse belegen. Die andere Hälfte mit Honig bestreichen, Nuss hacken und darüber streuen. Joghurt und Himbeeren anrichten.

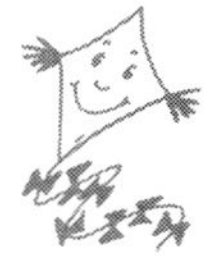

Mittags: *Champignon-Tomaten-Toast*

Zutaten:
2 Scheiben Vollkorntoast
1 Walnuss
4 Champignons
1 Tomate
$^{1}/_{2}$ Kugel Mozzarella (ca. 60 g)
Jodsalz
Pfeffer
frisches Basilikum

So wird's gemacht:
Toastscheiben rösten. Walnuss grob hacken. Pilze in Scheiben schneiden. Tomate würfeln und mit Pilzen und Nuss-Stückchen mischen. Das Ganze auf den Toastscheiben anrichten. Mozzarella in Scheiben schneiden, darauf legen und würzen. Auf dem Grill oder im Backofen auf mittlerer Schiene ca. 5 Minuten überbacken. Mit Basilikum anrichten.

Abends: *Rotbarschfilet mit Tomaten-Walnuss-Salbei-Kruste*

Zutaten:
150 g Kartoffeln
150 g Rotbarschfilet
Jodsalz
Pfeffer
1 Tomate
1 Walnuss
1 Salbeiblatt (alternativ 1 TL getrocknet)
2 EL geriebener Parmesan

So wird's gemacht:
Kartoffeln in der Schale kochen. Anschließend pellen und in Stücke schneiden. Das Filet abspülen, klein schneiden, würzen und mit den Kartoffeln in eine Auflaufform schichten. Tomate würfeln, Walnuss und Salbei fein hacken, alles mischen und auf dem Fisch verteilen. Parmesan darüber streuen. Im Backofen bei 175 Grad (Gasherd: Stufe 2) auf mittlerer Schiene ca. 15 Minuten überbacken.

Sonntag

Morgens: *Obstsalat und Schinkenbrötchen*

Zutaten:
200 g Wassermelone
1 Kiwi
1 Pfirsich
1 Walnuss
1 kleines Vollkornbrötchen
2 Scheiben Lachsschinken ohne Fettrand
50 g Salatgurke
Pfeffer

So wird's gemacht:
Melone, Kiwi und Pfirsich klein schneiden und mischen. Walnuss hacken und darüber streuen. Brötchen mit Schinken und Gurke belegen, mit Pfeffer bestreuen.

Mittags: *Putengeschnetzeltes mit Pfifferlingen*

Zutaten:
50 g Wildreis-Langkornreis-Mischung
Jodsalz
100 g Putenschnitzel
150 g Pfifferlinge

1 Lauchzwiebel
$^{1}/_{2}$ Bund frische Sommerkräuter (zum Beispiel Schnittlauch, Basilikum, Petersilie)
1 TL Sonnenblumenöl
1 EL saure Sahne
Pfeffer

So wird's gemacht:
Reis nach Packungsanweisung in Salzwasser gar quellen lassen. Schnitzel in Würfel schneiden, Pilze und Lauchzwiebel putzen, Kräuter hacken. Öl in einer Pfanne erhitzen. Zwiebel, Putenwürfel und Pilze darin 4 Minuten braten, saure Sahne unterrühren. Mit Salz und Pfeffer würzen. Kräuter darüber streuen und mit dem Reis anrichten.

Abends: *Bunter Nudelsalat mit Joghurt-Dressing*

Zutaten:
75 g Nudeln (zum Beispiel Spirelli)
Jodsalz
1 Lauchzwiebel
1 kleine rote Paprika
1 Tomate
1 Stück (50 g) Salatgurke
100 g Magermilchjoghurt
Pfeffer
1 TL Dijon-Senf
1 kleines Stück Knoblauchzehe
1 Walnuss

So wird's gemacht:
Nudeln in Salzwasser garen. Lauchzwiebel, Paprika, Tomate und Gurke klein schneiden. Joghurt, Salz, Pfeffer

und Senf verrühren. Knoblauch schälen und dazupressen. Nudeln abgießen, mit kaltem Wasser abschrecken und gut abtropfen lassen. Nudeln und vorbereitete Zutaten mit dem Dressing mischen. Nochmals abschmecken. Walnuss hacken und darüber streuen.

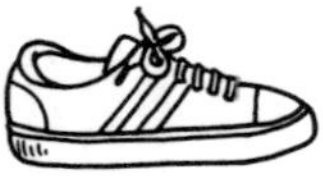

Fitness: Tanzen Sie sich schlank

Tanzen macht Spaß, trainiert alle Muskeln und fordert den Geist

Tanz-Workouts mit Musik machen einfach Spaß. Dehnungen, Sprünge und andere unterschiedliche Bewegungen beanspruchen nach und nach alle Muskeln. Außerdem werden Balance, Haltung und Atem trainiert. Weil beim Tanzen jeweils neue Schrittfolgen gelernt werden, fordert es auch den Geist.

Lateinamerikanische Tänze sind eine optimale Möglichkeit, seine Hochstimmung und alle im Sommer gesammelte Energie auszuleben. Temperamentvolle Rhythmen werden bei dem Gute-Laune-Sport u. a. aus Kuba mit altbekannten Aerobic-Schrittfolgen kombiniert.

Wie jede klassische Aerobicstunde ist auch dieses Programm in eine Aufwärmphase, einen Konditionsteil und eine Abkühlphase eingeteilt. Im Gegensatz zu den Standardübungen kommen jedoch beim Tanz-Aerobic alle Bewegungen aus der Körpermitte und gehen bis in die Finger- und Zehenspitzen. Der mitreißende Rhythmus der Musik verleitet auch uns walzergewohnte Nordeuropäer schnell zum Hüftschwung, Po-Wackeln und feurigen Blick. Die runden, weichen Bewegungen sind super für Bauch- und Rumpfmuskulatur und entspannen gleichzeitig die Wirbelsäule. Außerdem bringt die Bewegung zur fetzigen Musik Herz und Kreislauf in Schwung und wir verbrennen jede Menge Fett.

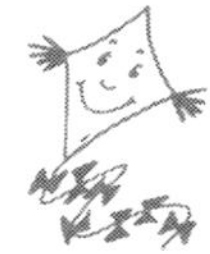

Da bei den meisten Übungen ein Fuß am Boden bleibt, ist diese Aerobic-Variante extrem gelenkschonend. Da das Workout auch den ganzen Oberkörper einbezieht, werden alle wichtigen Muskelgruppen gekräftigt und die Figur gestrafft.

Für alle, die sich mit lateinamerikanischen Klängen den Sommer verlängern wollen, bieten Fitness-Studios jede Menge Kurse mit unterschiedlichen Bezeichnungen an. Ob »Latin-Step«, »Cuba Libre« oder »Latino Swing«: Bei einem zusätzlichen, regelmäßigen Training zu Hause (drei- bis viermal pro Woche) holen Sie sich nicht nur ein Summerfeeling in Ihre Räume, auch Ihre Figur profitiert von den heißen Rhythmen.

Tanzend werden Sie zur schlanken Dancing-Queen

Mini-Tanz-Workout für Zuhause

Am besten trainieren Sie zu Ihrer Lieblings-Latin-Dance-Musik. Das macht nicht nur gute Laune, sondern bereitet Sie auch optimal auf Ihren Tanzkurs vor. Also, die CD eingelegt und los geht's!

Tanz-Haltung

Die Füße stehen ungefähr hüftbreit auseinander, die Knie leicht gebeugt. Der Oberkörper ist aufrecht, der Bauch etwas nach innen gezogen. Die Schultern bleiben tief, die Arme sind leicht angewinkelt.

Marching mit Hüftschwung

- Gehen Sie locker auf der Stelle und rollen Sie dabei die Füße ab – von den Zehen zu den Fersen.
- Dann die rechte Fußspitze aufstellen, beim Abrollen die rechte Hüfte nach unten bewegen und das rechte Bein durchstrecken.

• Wechsel auf links: linke Fußspitze aufsetzen, linke Hüfte runter, linkes Bein strecken usw.
• Dann wieder ins Marching übergehen und dabei die Schultern im Wechsel nach hinten kreisen lassen.

Rumba-Schritt

• Bewegen Sie sich im $^4/_4$ Takt: laaangsam ($^2/_4$), schnell ($^1/_4$), schnell ($^1/_4$): Die Füße aneinander stellen. Den rechten Fuß langsam und weit zur Seite setzen und dabei »eins, zwei« zählen.
• Auf »drei« den linken Fuß neben den rechten setzen und das Gewicht darauf konzentrieren. Bei »vier« das Gewicht wieder auf den rechten Fuß verlagern. Den Fuß dabei noch mal abrollen.
• Und mit links: den linken Fuß langsam zur Seite, rechten ran, Gewicht auf links.

Wirkt sexy: der Hüftschwung

• Dann die Hüften dazunehmen: Sobald das Gewicht verlagert wird, schwingt die Hüfte nach unten. Die Arme sind dabei leicht angewinkelt.

Mambo mit Armschwung

• Gehen Sie auf der Stelle. Die Arme schwingen dabei locker mit. Der Oberkörper ist aufrecht.
• Und jetzt heißt es: Mambo! Beim Gehen den rechten Fuß immer vor- und zurücksetzen und gleichzeitig das Gewicht verlagern.
• Dann auf der Stelle gehen und dabei den linken Fuß vor- und zurücksetzen. Die Hüfte schwingt bei jedem Schritt runter.
• Beim Mambo-Schritt nach vorn die Arme in Schulterhöhe anwinkeln (U-Form), beim Schritt nach hinten die Arme nach unten schwingen lassen und leicht angewinkelt kraftvoll nach hinten ziehen. Das trainiert – ganz nebenbei – Trizeps und Rückenmuskulatur.

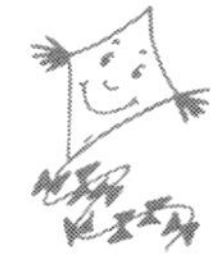

Cha-Cha-Cha

- Schnelle Step-Touches nach rechts machen, also: rechts, links, rechts, und auf Taktteil »drei« und »vier« auf der Stelle gehen.
- Dann Step-Touches nach links (links, rechts, links), zwei Mini-Schritte auf der Stelle und immer so fort. Die Hüften dabei ständig mitschwingen lassen.
- Nun die Arme beim Cha-Cha-Cha-Seitschritt fest angespannt anheben. Die Handflächen zeigen dabei nach oben.
- In der Pause wieder locker lassen. Das strafft den Bizeps.

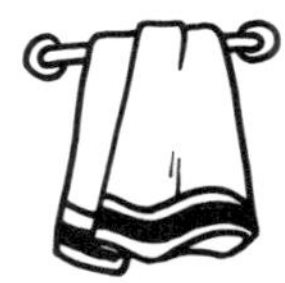

Beauty: Bewahren Sie Ihre Urlaubsbräune

Sonnengebräunte Haut braucht viel Feuchtigkeit, um sich zu regenerieren. Ansonsten verabschiedet sich die Bräune schneller, als Ihnen lieb ist. After-Sun-Produkte sind jetzt unverzichtbar (siehe S. 93). Außerdem gibt es noch ein paar raffinierte Tricks, um die Urlaubsbräune zu bewahren.

Der Natur auf die Sprünge helfen

- Gehen Sie alle zwei Wochen ins Solarium. Ihre natürliche Bräune wird so wieder aufgefrischt, ohne dass Ihr Teint dunkler wird. Dass Sie »mogeln«, wird Ihren Mitmenschen frühestens zum Winteranfang auffallen. Wichtig: Keine häufigeren Solarienbesuche. Sonst fällt der Bräunungseffekt zu sehr auf und Ihre Haut nimmt es Ihnen übel! After-Sun-Produkte unbedingt auch nach der künstlichen Sonne auftragen.

Ob echte oder künstliche Sonne: After-Sun-Pflege ist ein Must

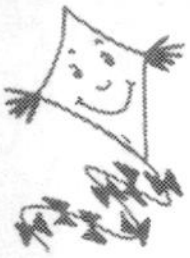

• Benutzen Sie Selbstbräuner. Die gesündeste Methode, um braun zu werden oder zu bleiben. Wenn Sie einige Regeln bei der Anwendung beachten, ist die Instantbräune von echter nicht zu unterscheiden:
Bevor Sie Selbstbräuner auftragen, empfiehlt sich ein Peeling. Es entfernt abgestorbene Hautzellen und glättet die Haut. Danach tragen Sie eine Feuchtigkeitslotion auf. Das macht die Haut geschmeidig und aufnahmebereit.
Tragen Sie nun den Selbstbräuner auf. Massieren Sie ihn mit kreisenden Bewegungen sorgfältig ein, um Flecken oder Streifen zu vermeiden.
Beliebte Stellen, die schon mal vergessen werden, sind die Unterseiten der Arme, die Kniekehlen, die inneren Oberschenkel und die Körperseiten. Achten Sie darauf, dass Ihr ganzer Körper etwas abbekommt.
Anschließend ist gründliches Händewaschen angesagt. Sonst verfärben sich die Handinnenflächen. Ziehen Sie die nächste halbe Stunde keine Kleidung an, sonst könnte die Haut ungleichmäßig braun werden.

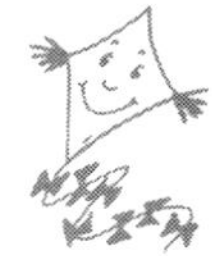

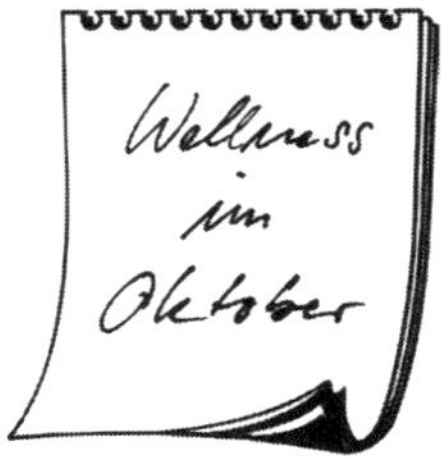

Frischekur mit Pflanzenpower

Am letzten Wochenende im Oktober werden die Uhren wieder auf die Winterzeit zurückgestellt. Während Sie den Zeiger Ihrer Armbanduhr in wenigen Sekunden ums Zifferblatt jagen, benötigt Ihr Organismus weitaus länger, um sich an die kalte Jahreszeit anzupassen. Chronobiologie, die Wissenschaft, die sich mit unserer inneren Uhr befasst, hilft Ihnen, Ihren Tagesablauf optimal zu planen. Da bleibt bestimmt auch noch etwas Zeit für den Trendsport Nordic Walking. Kombiniert mit einer entschlackenden, ballaststoffreichen Ernährung können Sie dem Stress der künstlichen Zeitverschiebung schon im Vorfeld Paroli bieten. Negative Effekte, wie Müdigkeit und Konzentrationsschwäche, können Sie so vermindern oder sogar ganz vermeiden.

Befreien Sie sich von Stress und Müdigkeit

Die richtige Ernährung rüstet Sie mit einer Extraportion Power für die dunkle Jahreszeit aus. Pflanzen haben's in sich: Sie liefern nicht nur Vitamine, sondern auch hochwirksame Substanzen, wie Farbstoffe, ätherische Öle oder Aromen, die unserer Gesundheit auf vielfältige Weise gut tun. Auch äußerlich angewandt, machen Pflanzen frisch: Kosmetik zum Selbermachen versorgt die Haut mit Vitalstoffen und lässt sie glatt und seidig schimmern.

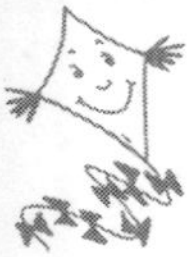

Ernährung: Vitalstoffe aus Pflanzen – die Gesundheitsschützer

Lange Zeit vermutete man, allein die Vitamine machen Obst und Gemüse so gesund. Heute weiß man, dass in unseren pflanzlichen Nahrungsmitteln Zehntausende von pharmakologisch hochwirksamen Substanzen enthalten sind, die so genannten sekundären Pflanzenstoffe. Sie heißen so, weil diese Inhaltsstoffe nicht direkt dem Stoffwechsel der Pflanze dienen – anders als die primären, notwendigen Inhaltsstoffe, wie Eiweiß, Fett und Kohlenhydrate. Doch diese »zweitrangigen« Pflanzeninhaltsstoffe haben erstaunliche Auswirkungen auf unsere Gesundheit:

Viel Power aus Pflanzensubstanzen

Carotinoide zum Beispiel, das Make-up der Pflanzen, zaubern rote oder gelbe Nuancen in Blüten und Fruchtfleisch – zum Beispiel bei Möhren, Kürbis, Tomaten und Aprikosen. Manchmal tarnen sich diese Inhaltsstoffe jedoch auch im kräftigen Grün des Grünkohls oder des Spinats. Studien bestätigen, dass Carotinoide vor Krebs- und Herz-Kreislauf-Erkrankungen schützen können. Dafür sind höchstwahrscheinlich ihre antioxidativen (zellschützenden) Eigenschaften verantwortlich. Am besten verwertet der Körper die Carotinoide aus gelbem Obst oder Gemüse, wenn sie vor dem Essen gedünstet und mit etwas Olivenöl serviert werden. Die grünen Vertreter sind dagegen recht hitzeempfindlich und sollten nur sanft gegart oder roh gegessen werden.

Echt scharf sind *Glucosinolate*. Sie geben Kresse, Meerrettich, Senf und Kohlgemüse ihren würzigen Geschmack. Sie wirken entzündungshemmend und auch vorbeugend gegen bestimmte Krebsarten. Sie entfalten

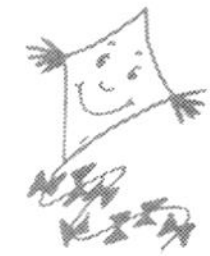

sich am besten, wenn sie roh, geraspelt oder in Scheiben geschnitten verzehrt werden.

Phytoöstrogene sind hormonähnliche Substanzen, die vor allem Brust- und Gebärmutterhalskrebs vorbeugen können. In den Randschichten von Getreide, wie etwa Roggen, Hafer oder Weizen, und Samen sowie in einigen Gemüsearten, wie zum Beispiel Kohl, sind sie zu finden. Phytoöstrogene sind unempfindlich gegen Hitze.

Phytosterine sind die pflanzlichen Doppelgänger vom Cholesterin. Sind in der Nahrung viele Phytosterine enthalten, wird automatisch weniger Cholesterin aufgenommen. Das wirkt sich günstig auf die Blutfettwerte aus und beugt Herz-Kreislauf-Erkrankungen vor. Die fettähnliche Substanz steckt vor allem in Nüssen und Samen und deren Ölen, wie zum Beispiel Sesam, Pistazien, Walnüssen und Sojabohnen.

Essen Sie sich fit und gesund

Polyphenole bestehen aus einer Vielzahl von Substanzen mit unterschiedlichen Wirkungen. Flavonoide zum Beispiel sind Farbstoffe, die Kirschen, Heidelbeeren oder Rotkohl ihre tiefrote Farbe verleihen. Gerbsäuren stecken in Wein sowie grünem und schwarzem Tee. Sie alle hemmen bösartige Veränderungen an den Zellen, wehren Infektionen ab und wirken antioxidativ. Die höchsten Konzentrationen von Polyphenolen findet man in der Schale von Obst und Gemüse sowie in den äußeren Schichten von Getreidekörnern.

Hülsenfrüchte und Getreide sind die Hauptquellen für *Protease-Inhibitoren*, die ein Schutzschild gegen so genannte freie Radikale bilden. Streuen Sie sich deshalb ab und zu einige Linsen-, Mungo- oder Sojabohnensprossen über den Salat oder in die Suppe.

Saponine binden im Darm Cholesterin und verhindern damit, dass es in die Blutbahn gelangt. Insgesamt stärken sie das Immunsystem, indem sie die Bildung von Antikörpern anregen. Sie stecken vor allem in Hülsenfrüchten, wie Kichererbsen oder Sojabohnen.

Sulfide aus Zwiebeln, Lauch und Knoblauch haben eine natürliche antibiotische Wirkung. Sie bringen Köche zum Weinen, schlagen jedoch auch unerwünschte Mikroorganismen, wie zum Beispiel Bakterien, in die Flucht. Auch bei hohen Cholesterinwerten erweisen sich die Schwefelverbindungen als nützlich. Sie halten das Blut flüssig und schützen vor Herzinfarkt.

Kräuter, Obst und Gemüse so frisch wie möglich verwenden

Wer es lieblicher mag, kann sich den *Terpenen* zuwenden. Diese duftenden Stoffe geben Kräutern, Gewürzen und Früchten ihr typisches Aroma. Offensichtlich betreiben sie im Körper eine wirksame Krebsprävention, indem sie dafür sorgen, dass sich Krebs auslösende Stoffe, wie zum Beispiel Nitrosamine, gar nicht erst bilden. Leider verflüchtigen sich die wertvollen Aromastoffe sehr schnell, deshalb sollte man Kräuter und Früchte so frisch wie möglich verwenden.

Ballaststoffe kommen in allen Pflanzen vor. Sie bringen den Darm in Schwung, wirken dadurch entschlackend und sorgen für eine gesunde Darmflora. Bestimmte Ballaststoffe aus Hafer oder Äpfeln senken den Cholesterinspiegel, indem sie diese fettähnlichen Substanzen und andere unerwünschte Stoffwechselprodukte an sich binden und aus dem Körper transportieren.

Milchsäurebakterien in Joghurt, Kefir, Dick- oder Buttermilch oder milchsauer vergorenen Lebensmitteln, wie Sauerkraut, regen das Immunsystem an und beeinflussen den Darm positiv. Sie schützen vor Infektionen und regen die körpereigenen Abwehrkräfte an.

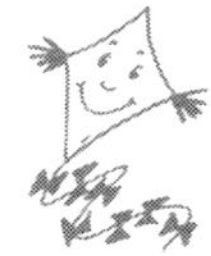

Fitmacher des Monats

Joghurt: Er enthält alle wesentlichen Bestandteile der Milch. Dazu gehören hochwertiges und leicht verdauliches Eiweiß, nervenstärkendes Magnesium und der Knochenbaustein Kalzium, die in Kombination mit Vitamin D und Vitamin A für schöne Haut und einen scharfen Blick sorgen. Ein zusätzlicher Bonus ist die Milchsäure. Sie sorgt für ein saures Milieu im Verdauungstrakt und vertreibt so unliebsame Bakterien aus dem Körper, während die Bildung der gesunden Darmflora unterstützt wird.

Sauerkraut: Der mineralstoffreiche, milchsauer vergorene Kohl ist ein Schutzschild für das gesamte Immunsystem. Sauerkraut reinigt die Verdauungsorgane und fördert die Blutbildung. Die enthaltenen Milchsäurebakterien wirken gegen Rheuma und Gicht, indem sie helfen, unerwünschte Stoffwechselprodukte, wie Harnsäure, auszuscheiden. Eine durch Krankheiten oder Infektionen beschädigte Darmflora wird wieder aufgebaut. Nicht zuletzt beugen Milchsäurebakterien Verdauungsproblemen vor.

Rezepte

Zwischenmahlzeiten
Wählen Sie aus diesen Vorschlägen zwei Zwischenmahlzeiten pro Tag:
- 50 g Sauerkraut auf einem Sesamknäckebrot anrichten.
- 100 g Sauerkraut mit 100 g Trauben, Salz, Pfeffer und 1 TL Honig mischen.

- 150 g fettarmer Kefir, 1 TL Ahornsirup und 100 g klein geschnittene Birne mischen.
- Joghurt-Trauben-Shake: 50 g Weintrauben entkernen und klein schneiden. 150 g Magermilchjoghurt, 1 EL Weizenkeime und 1 TL Honig im Mixer verquirlen, Trauben hinzufügen.

Freitag

Abends: *Kartoffelcremesuppe mit Sauerkraut und Parmaschinken*

Zutaten:
1 Lauchzwiebel
200 g Kartoffeln
250 ml Gemüsebrühe (Instant)
Jodsalz
Pfeffer
100 Sauerkraut (Reformhaus)
1 TL Sonnenblumenöl
2 Scheiben Parmaschinken
einige frische Kräuter (oder 1 EL Tk-Kräuter)
1 EL Magermilchjoghurt

So wird's gemacht:

Lauchzwiebel klein schneiden, Kartoffeln schälen und würfeln. Beides zugedeckt in der Brühe 10 Minuten köcheln lassen. Kartoffeln und Lauchzwiebel mit der Brühe fein pürieren, mit Salz und Pfeffer abschmecken. Sauerkraut gut abtropfen lassen und im heißen Öl braun braten. Schinken in Streifen schneiden. Kräuter hacken, mit Joghurt, Salz und Pfeffer verrühren. Kartoffelcreme mit Sauerkraut, Parmaschinken und Kräuter-Joghurt anrichten.

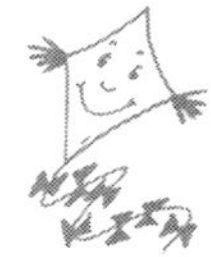

Samstag

Morgens: *Apfel-Aprikosen-Haferflocken mit Schinkenknäckebrot*

Zutaten:
1 Apfel
1 Aprikose
2 EL kernige Haferflocken
100 g Magermilchjoghurt
1 TL Honig
1 Sesamknäckebrot
1 kleine Scheibe gekochter Schinken

So wird's gemacht:
Den Apfel entkernen und grob raspeln. Die Aprikose fein würfeln. Beides mit den Haferflocken unter den Joghurt rühren. Mit Honig abschmecken. Knäckebrot mit Schinken belegen und dazu essen.

Mittags: *Indisches Linsen-Gemüse*

Zutaten:
2 Möhren
50 g rote Linsen
150 ml Gemüsebrühe (Instant)
Jodsalz, Pfeffer
mildes Curry-Pulver
1 Zucchini
4 Champignons
100 g Magermilchjoghurt
etwas frische Pfefferminze

So wird's gemacht:
Möhren schälen und in Scheiben schneiden. Mit den Linsen zugedeckt in der Brühe 8 Minuten köcheln las-

sen. Mit Salz, Pfeffer und Curry würzen. Zucchini würfeln, Pilze klein schneiden und zu den Linsen geben. Alles weitere 5 Minuten zugedeckt garen. Joghurt, Salz und Pfeffer unterrühren. Minze in feine Streifen schneiden und dazugeben.

Abends: *Krabben-Toast mit Salat*

Zutaten:

1 EL Weißweinessig
1 EL Apfelsaft
Jodsalz
Pfeffer
1 TL Olivenöl
50 g Feldsalat
1 Vollkorntoast
2 EL Magermilchjoghurt
etwas frischer Dill
50 g Nordsee-Krabbenfleisch

So wird's gemacht:
Essig, Apfelsaft, Salz, Pfeffer und Öl verrühren. Salat putzen. Toast rösten. Joghurt mit Salz, Pfeffer und fein geschnittenem Dill verrühren. Krabben unterrühren. Auf dem Toast anrichten. Dressing über den Salat träufeln und zum Toast reichen.

Sonntag
Morgens: *Schinken-Radieschen-Salat mit Toast*

Zutaten:

1 Grapefruit
1 Vollkorntoast
4 Radieschen

50 g gekochter Schinken
2 EL Magermilchjoghurt
Jodsalz
Pfeffer

So wird's gemacht:
Grapefruitfilets heraustrennen. Toast rösten. Radieschen und Schinken fein würfeln und mit den Grapefruitfilets, dem Joghurt, Salz und Pfeffer verrühren. Toast dazu essen.

Mittags: *Hähnchenbrust mit Walnuss-Honig-Kruste*

Zutaten:
2 mittelgroße Kartoffeln
1 kleiner säuerlicher Apfel
200 Sauerkraut
50 ml Gemüsebrühe (Instant)
Jodsalz
Pfeffer
1 Hähnchenbrustfilet (125 g)
1 Walnuss
1 TL Honig
Cayennepfeffer

So wird's gemacht:
Kartoffeln mit der Schale kochen. Apfel entkernen, würfeln und mit dem Sauerkraut in der Brühe 10 Minuten köcheln lassen. Dann mit Pfeffer und Salz würzen. Hähnchenbrust abspülen, würzen und in eine Auflaufform legen. Im Ofen bei 175 Grad (Gasherd: Stufe 2) auf mittlerer Schiene ca. 18 Minuten garen. Walnuss hacken, mit Honig und etwas Cayennepfeffer verrühren. Nach 10 Minuten Garzeit die Nussmischung auf das

Filet streichen und fertig garen. Sauerkraut abschmecken, mit Kartoffeln und Hähnchenfilet anrichten.

Abends: *Pikanter Trauben-Sauerkraut-Salat*

Zutaten:
50 Trauben
150 g Sauerkraut
1 TL Weizenkeimöl
Jodsalz
Pfeffer
1 Vollkorntoast
1 EL kalorienreduzierter Frischkäse
2 Scheiben Parmaschinken
1 Salbeiblatt

So wird's gemacht:
Trauben entkernen und vierteln. Mit dem Sauerkraut, Keimöl, Salz und Pfeffer mischen. Toast rösten und abkühlen lassen. Mit Frischkäse bestreichen und mit Schinken und Salbei belegen. Diagonal durchschneiden und zusammenklappen. Reichen Sie das Sandwich zum Salat.

Wohlbefinden: Vorbereitung auf die Winterzeit

Unser Organismus muss sich in dieser Jahreszeit auf die Wintermonate einstellen, denn er hat seine eigene innere Uhr.

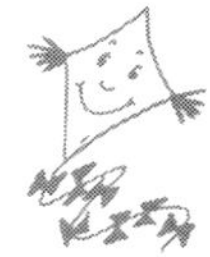

Der Organismus und sein Rhythmus

Tageszeit	Zustand des Organismus	Reaktion des Körpers
24 – 6 Uhr	Bis 4 Uhr sind Kreislauf und Stoffwechsel in Ruhestellung, das Bewusstsein verarbeitet die Tageseindrücke; ab 4 Uhr ist der Tiefschlaf zu Ende, der Kreislauf kommt in Schwung, Blutdruck und Herzfrequenz steigen.	Bis 4 Uhr ist Ihr Körper im Tiefschlaf; wir schlafen in 90-Minuten-Zyklen; in den REM-Phasen (rapid-eye-movement = Phasen schneller Augenbewegung) finden Ihre lebhaften Träume statt.
6 – 8 Uhr	Produktion des Schlafhormons Melatonin wird gestoppt, Fettwerte nehmen zu, der Organismus versorgt den Körper mit Traubenzucker (= Energie); Kalorien werden in Kraft, nicht in Fett umgewandelt; Blutzucker steigt an.	Der Körper bereitet sich aufs Aufstehen vor; auf Dauer sollte man nicht vom Wecker aus dem Schlaf gerissen werden, das ist Stress pur; beste Zeit zum Aufstehen: zwischen 7 und 8 Uhr; ca. 8 Stunden Schlaf sollten Sie sich gönnen; ausgiebig frühstücken, am besten eiweißreich.
8 – 12 Uhr	Produktion von Sexualhormonen gegen 8 Uhr auf Höchststand; ab 10 Uhr Ausschüttung von Konzentrationshormonen; hohe Körpertemperatur, gute Sauerstoffaufnahme.	Sie strotzen jetzt vor Energie; wer morgens Lust auf Sex hat, sollte sich den besonderen Start in den Tag nicht entgehen lassen; für komplizierte Arbeiten und Vorträge ist der Vormittag die beste Zeit, Ihre Sprach- und Denkfähigkeit ist auf dem Höhepunkt.
12 – 15 Uhr	Hohe Magensäureproduktion; weniger Sauerstoff im Gehirn; Müdigkeitsgipfel; Galle unterstützt die Verdauung; geringes Schmerzempfinden, Betäubungsspritzen wirken jetzt am längsten.	Zwischen 12 und 13 Uhr ist die beste Zeit fürs Mittagessen; danach können Sie Routinearbeiten erledigen, die weniger Konzentration erfordern; ein Mittagsschlaf von max. 30 Minuten wirkt Wunder; wenn Sie zum Zahnarzt müssen, lassen Sie sich einen Termin um 14 Uhr geben.

Tageszeit	Zustand des Organismus	Reaktion des Körpers
15 – 18 Uhr	Hohe Leistungsbereitschaft; Sauerstoffaufnahme und Blutdruck steigen an; Zellproduktion am höchsten; große Blasen- und Nierentätigkeit.	Körperlich anstrengende Aufgaben sollten Sie jetzt abarbeiten; ideale Zeit, um Sport zu treiben; ab 17 Uhr langsam an Entspannung denken, z. B. Yoga.
18 – 22 Uhr	Blutdruck sinkt ab; Herz schlägt langsamer; Leber wird weniger durchblutet; Temperatur nimmt ab; ab 21 Uhr beginnt die Melatoninproduktion (Schlafhormon).	Entspannung ist angesagt, schalten also auch Sie einen Gang runter; Alkohol vertragen Sie jetzt am besten, das Abendessen sollte möglichst viele Ballaststoff enthalten; ein warmes Bad ist gegen 21 Uhr genau richtig, um sich auf den Schlaf einzustimmen.
22 – 24 Uhr	Der Körper fährt seine Energie zurück, Körpertemperatur und Blutdruck gehen auf ihren Tiefpunkt zu; gegen 22 Uhr ist die Schlafbereitschaft am höchsten.	Schlafenszeit! Falls Sie durch die Zeitumstellung aus Ihrem Schlafrhythmus gekommen sind, nehmen Sie Hopfen oder Baldrian als Einschlafhilfe.

Ein paar Tricks helfen, den Körper auf Winterzeit umzustellen

Tipp: Stehen Sie einfach zur gewohnten Zeit auf und nutzen Sie die zusätzliche Stunde Tageslicht in der Frühe. Gerade Morgenmuffel können so langsam in Schwung kommen. Das Extralicht am Morgen sorgt für gute Laune. Und wer früher aufsteht, ist auch abends eher müde. Also, beizeiten ab in die Falle, damit Sie auf Ihr durch die Winterzeit erhöhtes Schlafpensum kommen.

Durch Bewegung an der frischen Luft laufen Sie dem Winterschlaf einfach davon. Ideal dafür ist die Trendsportart Nordic Walking.

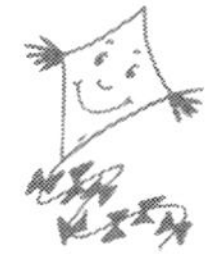

Fitness: Mit Stock über Stein

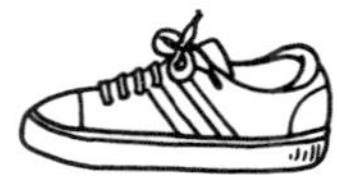

Nordic Walking, die Ganzkörper-Powervariante vom normalen Walking, sieht aus wie Skilanglauf ohne Schnee und Skier, schont die Gelenke, fördert die Gesundheit und ist ein echter Fatburner.

Effektives Training beim Nordic Walking

Laufen Sie dem Alltagsstress davon

Dass diese junge Ausdauersportart, die erst 1997 in Deutschland eingeführt wurde, so boomt, ist kein Wunder: Studien haben ergeben, dass das schnelle Gehen mit Spezialstöcken rund 45 Prozent effektiver ist als herkömmliches Walking. Es stärkt nicht nur Po und Beine, sondern auch die Muskulatur von Schultern, Rücken, Brust und Armen. Insgesamt werden 600 Muskeln trainiert. Verspannungen lösen sich. Die Gelenke werden im Gegensatz zu normalem Walking bis zu 30 Prozent geschont (besonders geeignet bei Knie-, Hüft- und Rückenproblemen) und der Alltagsstress bleibt auf der Strecke. Nordic Walking gehört zu den fettfressenden Ausdauersportarten, denn 400 Kalorien werden in einer Stunde locker abgelaufen. Zum Vergleich: beim konventionellen Walken nur etwa 280. Durch den Armeinsatz und die dadurch vertiefte Atmung gelangt weitaus mehr Sauerstoff ins Blut als beim normalen Laufen, der gesamte Stoffwechsel wird stärker gepusht. Ein idealer Sport, um sanft die Pfunde schmelzen zu lassen und die Figur zu straffen. Die perfekte Dosis: Mindestens 30 Minuten, maximal zwei Stunden drei- bis viermal pro Woche in gleichmäßigem Tempo walken. Am Anfang hilft ein tägliches Training zum Eingewöhnen. Im Anschluss an das Training das Stretching nicht vergessen, um die Muskeln zu entspannen und schmerzhaftem Muskelkater vorzubeugen. Die Spezialstöcke (zwischen 50 und 100 Euro) sind im Sportfachhandel in verschiedenen Längen erhältlich. Anfänger können die Stöcke auch ausleihen. Bei Nordic-Walking-Kursen, die »Frischlingen« zu empfehlen sind, damit sie sich den Bewegungsablauf einprägen, werden diese ohnehin meist zur Verfügung gestellt. Zusätzlich braucht man noch festes Schuhwerk (leichte Lauf- oder Wanderschuhe) und ein Paar Nordic-Walker-Handschuhe zum Schutz vor Blasen.

So werden Sie Schritt für Schritt zum Nordic-Walker

Anfänger sollten es langsam angehen lassen

Anfänger ziehen die Stöcke erst mal locker hinter sich her, um ein Gefühl für Gewicht und Länge zu erlangen. Dann schwingt man langsam den Stock nach vorn – bis er mit der Spitze seitlich vor dem Körper auf dem Boden aufsetzt. Die Diagonalbewegung ist dabei am kompliziertesten: Wenn der rechte Fuß hinten ist, geht der linke Arm mit dem Stock nach vorn und wird etwa in Höhe der linken Ferse aufgesetzt. Beim Schwingen und Aufsetzen zeigen die Stöcke leicht schräg nach hinten. Immer nah am Körper führen und so weit wie möglich nach hinten schwingen! Dabei nie den Stock direkt vor dem Körper aufsetzen. Schultern und Hüften müssen locker sein. Der Oberkörper hält beim Aufsetzen des Stockes leichte Spannung, bis er sich wieder vom Boden löst. Die Hände dürfen sich nicht am Griff verkrampfen, sondern sollten beim Vorschwingen des Stockes geöffnet sein. Spezialschlaufen geben Halt. Wichtig: Anfänger sollten erst, wenn die Bewegungsabläufe »sitzen«, das Tempo erhöhen und die Schritte vergrößern.

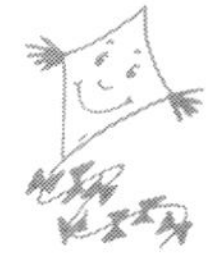

Beauty: Naturkosmetik pur

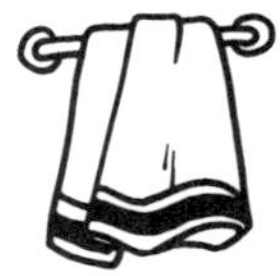

Eine Banane, etwas Honig und Quark, mit einem Extralöffel Sahne – das alles cremig püriert und mit Vollkorn-Weizenflocken angereichert, ergibt nicht nur ein nahrhaftes, leckeres Frühstück, sondern auch eine wunderbar hautpflegende Maske. Unsere Körperhülle, die Haut ist unser größtes Sinnesorgan. Sich in ihr wohl zu fühlen, ist elementar für unsere Gesundheit. Deshalb ist auch die richtige und ausreichende Ernährung der Haut – von innen und außen – das A & O der Schönheitspflege.

Die natürlichen Schönmacher sind heute, im Zuge bequemer High-Tech-Kosmetika, etwas in Vergessenheit geraten. Dabei sind die Zutaten in jeder Küche vertreten: Eier, Milch, Quark, Sahne und Joghurt sowie Obst und Gemüse (z. B. Äpfel, Bananen, Zitronen und Gurken). Wie beim Kochen gilt auch hier die Devise: Je frischer die Zutaten, desto besser!

Fürs Essen wie für die Schönheit gilt: Je frischer die Zutaten, desto besser

Cleopatras Geheimnis: Milch

Bereits in der Antike schworen legendäre Schönheiten, wie Ägyptens Herrscherin Cleopatra oder die römische Kaiserin Popäa, auf Milch. Sie ist reich an Kohlenhydraten, Eiweißen, Fetten, Vitaminen, Mineralstoffen sowie Spurenelementen und kann deshalb die Haut optimal versorgen: Kohlenhydrate tragen dazu bei, dass Feuchtigkeit in der Oberhaut gespeichert wird. Eiweiße schützen vor Austrocknung und fördern die Durchblutung. Fette machen sie geschmeidig. Und Milchsäure stabilisiert den Säureschutzmantel der Haut. Die Milchprodukte Quark und Joghurt wirken beruhigend und balancieren den Feuchtigkeitshaushalt aus. In

Der Klassiker unter den Schönmachern ist Milch

Kombination mit anderen Zutaten kann Milch ihre Fähigkeiten noch besser entfalten: Honig optimiert die Feuchtigkeitsversorgung. Hamamelis hat eine straffende Wirkung. Weizen- und Maiskeimöl steuern Vitamin E bei und sind gute Rückfetter.

Straffendes Beauty-Bad mit Buttermilch

- Für ein Vollbad drei Becher Buttermilch (1,5 Liter) in die Badewanne geben und zunächst nur lauwarmes Wasser zulaufen lassen, damit das Eiweiß nicht gerinnt.
- Dann die Wanne mit heißem Wasser (ca. 36 Grad) auffüllen und bis zu 20 Minuten darin verweilen.

Gurken, die grüne Gesichtspflege

Gurken sind ausgezeichnete Feuchtigkeitsspender für die Haut

Frische Gurken sind dank ihres hohen Wasseranteils ausgezeichnete Feuchtigkeitsspender. Sie sind ideal geeignet, der Haut, zum Beispiel nach einem Sonnenbad, das zurückzugeben, was sie braucht. Schleimstoffe, Enzyme und Spurenelemente, wie Schwefel, wirken glättend und straffend. Nehmen Sie am besten eine »Bio-Gurke«, bei der die Schale nicht gewachst wurde. Hobeln Sie diese in feine Scheiben und legen Sie sie gleichmäßig verteilt auf Ihr Gesicht.

Erfrischendes Gesichtswasser

Sie können das grüne Gemüse auch zur Gesichtsreinigung einsetzen – sein Saft entfernt schonend Talg und Schmutz. Dafür mehrere Gurkenstücke von der Schale befreien und mit dem Haushaltsentsafter entsaften. Den Saft sofort mit einem Wattepad aufs Gesicht

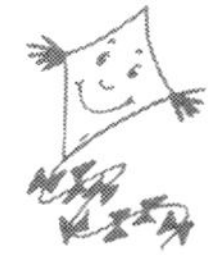

auftragen. Kurz einwirken lassen und lauwarm abwaschen.

Klärendes Gurkenwasser gegen fettige Haut

- Klein geschnittenes Fruchtfleisch und die Kerne einer Gurke in eine Flasche füllen und mit 90-prozentigem Alkohol übergießen. Auf einen Teil Gurkenfleisch kommen drei Teile Alkohol.
- Nach drei Wochen die Flüssigkeit durch ein Sieb gießen und das fertige Gesichtswasser in eine schöne Flasche füllen.
- Abends können Sie dann, nachdem Sie Ihr Gesicht mit einer Reinigungsmilch oder Waschlotion gereinigt haben, das Gurkenwasser auf ein Wattepad geben und abschließend den Teint damit klären.

Fruchtiger Energiekick

Früchte für frische glatte Haut

Äpfel und Trauben durchfeuchten die Haut, erfrischen und glätten sie. Durch ihre Vitamine A und E begünstigen sie den Stoffwechsel und beleben den Teint.

Erfrischende Apfelmaske für müde Haut

- Einen geriebenen Apfel mit einem Esslöffel Sahne verrühren.
- Die breiige Masse aufs Gesicht auftragen, 15 Minuten einwirken lassen und mit lauwarmem Wasser abwaschen.
- Anschließend die Haut mit einem Tonic reinigen.

Belebende Traubenmaske

Diese adstringierende Packung eignet sich sehr gut für großporige Haut.

- Sechs Trauben mit dem Entsafter entsaften.
- Den Saft mit ½ TL Honig und 1 TL Tagescreme verrühren.
- Anschließend die cremige Masse auf das Gesicht auftragen und 15 Minuten einwirken lassen.
- Mit lauwarmem Wasser abspülen und mit einem Tonic die Haut abtupfen.

Für die kosmetische Aufbauarbeit: Eier

Eier – Beauty für Haut und Haar

Eigelb wirkt glättend und repariert die oberste Hautschicht, denn es enthält viel Lezithin und Cholesterin. Darum bietet es sich als nährende Zutat für Gesichtsmasken, Pflegepackungen oder Shampoos an. Außerdem hat es die Wirkung eines Emulgators, das heißt, es bringt Wasser und Öl zusammen. So sorgt beispielsweise die Zugabe eines Eigelbs dafür, dass ein Badeöl sich im Wasser löst. Eiweiß ist maßgeblich am Collagenaufbau der Haut beteiligt. Collagen besteht vorwiegend aus Aminosäuren. Es sorgt dafür, dass unser Bindegewebe fest und gleichzeitig elastisch bleibt. Äußerlich aufgetragenes Eiweiß strafft das Bindegewebe zusätzlich.

Eipackung für geschmeidiges Haar

- Ein Ei verquirlen, gut im gewaschenen Haar verteilen und etwa eine halbe Stunde einwirken lassen.
- Mit lauwarmem Wasser so gründlich ausspülen, dass die Spitzen »quietschen«.

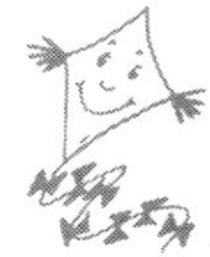

Hautschmeichler: Honig

Die wohltuende Wirkung des Bienennektars wird seit jeher zur Schönheitspflege genutzt. Er ist reich an Enzymen und organischen Stoffen, dadurch wirkt er konservierend und antiseptisch. Sein hoher Zuckeranteil bindet Feuchtigkeit in der Haut und regt die Durchblutung an.

Honig bietet natürliche Enzyme für die Schönheit

Beruhigende Honigmaske für irritierte Haut

- Einen Esslöffel flüssigen Honig mit ein paar Tropfen Zitronensaft in einem Schälchen verrühren, bis er ganz glatt ist.
- Gleichmäßig aufs Gesicht auftragen und etwa 20 Minuten lang möglichst im Liegen einwirken lassen. Dabei können Sie mit geschlossenen Augen herrlich entspannen.
- Anschließend mit viel Wasser und einem Tuch sorgfältig abwaschen und das Gesicht mit einer fetthaltigen Creme behandeln.

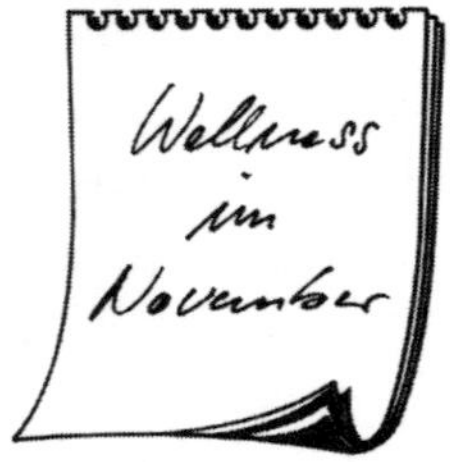

Das Yin- und Yang-Wochenende

Harmonie im Herbst

Jetzt ist der Herbst endgültig da und treibt die meisten von uns ins heimische Wohnzimmer vor den Kamin. Doch so schön, wie diese kuscheligen, faulen Abende auch sind, insgesamt sollten wir unsere innere und äußere Balance nicht verlieren: Harmonie steht im Mittelpunkt des chinesischen Denkens und der Pflege der Lebensweise. In der Ernährung spielen die Freude am Essen, die Liebe zu den Lebensmitteln und ihre sorgfältige Verarbeitung die wichtigste Rolle. Wer zusätzlich die Gesetze von Yin und Yang sowie die Bedeutung der fünf Elemente beachtet, stabilisiert Körper, Geist und Seele. Ausgleichende Atemübungen unterstützen diese Wirkung und machen uns »winterfest«. Die kaiserlichen Übungen des Beauty-Feng-Shui machen uns anmutig und beweglich.

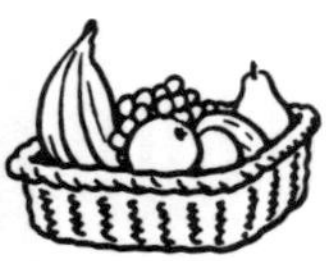

Ernährung: Essen gemäß den fünf Elementen

Seit 3000 Jahren orientieren sich die Menschen aus dem Reich der Mitte an einer Ernährungsphilosophie, die Teil der Traditionellen Chinesischen Medizin (TCM)

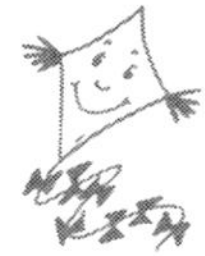

ist. Ernährung dient demnach vor allem der Vorbeugung von Krankheiten. Und man geht davon aus, dass Klima und der Wechsel der Jahreszeiten den Menschen stark beeinflussen. Wir im Westen kennen vier Jahreszeiten, bei den Chinesen kommt noch eine fünfte dazu: der Spätsommer. Jede wird durch ein bestimmtes Element symbolisiert: Der Frühling korrespondiert mit dem Holz, der Sommer mit dem Feuer, der Spätsommer mit der Erde, der Herbst entspricht dem Element Metall und der Winter dem Wasser.

Nutzen Sie die positiven Eigenschaften der Elemente

Den Elementen sind die Geschmacksrichtungen sauer, bitter, süß, scharf und salzig zugeteilt. Jedes Element hat zudem in unserem Körper die Aufgabe, ein ihm zugeordnetes Organ zu versorgen und im Gleichgewicht zu halten. Um unseren Organismus optimal zu ernähren, sollten möglichst alle fünf Geschmacksnuancen ausgewogen in einer Mahlzeit vorkommen.

Alle Obst- und Gemüsesorten, Fleisch, Fisch, Kräuter und Gewürze, die bei uns angeboten werden, können den Elementen zugeordnet werden. Folgen Sie beim Kochen dem Zyklus der Elemente – nur so können sich die einzelnen Lebensmittel und ihre Wirkungen auf den Organismus in ihren positiven Eigenschaften ergänzen und unterstützen. Unwichtig für eine Mahlzeit ist, an welcher Stelle des Saisonkreises Sie beginnen. Entscheidend ist jedoch, dann in der richtigen Reihenfolge weiterzukochen und die jeweiligen Lebensmittel zum richtigen Zeitpunkt dazuzugeben.

Die Lehre von Yin und Yang ist die zweite wesentliche Grundlage der chinesischen Medizin. Yin steht für weiblich, Nacht, Kälte, Dunkelheit und Wasser. Das Prinzip Yang für männlich, Tag, Hitze, Licht und Feuer. Dargestellt werden Yin und Yang als Kreis mit einer schwarzen und einer weißen Hälfte und jeweils einem

Punkt der entgegengesetzten Farbe. Sie deuten darauf hin, dass in jedem Teil wieder der Keim für das Entgegengesetzte enthalten ist. Angestrebt wird ein Gleichgewicht zwischen beiden Kräften. Dafür sollten Sie wissen, ob Sie ein Yin- oder ein Yang-Typ sind. Generell entsprechen Frauen eher Yin und Männer eher Yang – das muss aber nicht sein. Welcher Typ Sie sind, können Sie anhand der Beschreibungen (siehe unten) feststellen.

Lebensmittel haben darüber hinaus eine thermische Wirkung. Sie können erhitzen und erwärmen (Yang-betont), neutral sein (Yin- und Yang-betont), erfrischen oder kühlen (Yin-betont). Um alle Organe zu harmonisieren, gilt es, fehlende Energie aufzufüllen. Für einen Yang-Typ sind zum Beispiel kühlende Lebensmittel ideal, die innere Hitze ausgleichen. Neutrale Speisen sollten beide Typen bevorzugen.

Bringen Sie Körper und Geist ins Lot

Die Elemente-Ernährung garantiert eine kohlenhydratreiche Basisversorgung mit allen wichtigen Nährstoffen, die die Yin- und Yang-Energien ins Gleichgewicht bringt. Sie nehmen wie von selbst ab, fühlen sich innerlich gereinigt, entschlackt und viel belastbarer.

Der Yin-Typ

- hat ein blasses Gesicht;
- friert leicht, braucht oft eine Wärmflasche;
- trinkt wenig und lieber warme als kalte Getränke;
- ist oft müde und schlapp;
- ist eher ruhig und zurückhaltend;
- ist gern allein;
- spricht leise;
- hat wenig Appetit;
- hat einen langsamen Pulsschlag;
- hat eine blasse, feuchte Zunge;

- muss oft zur Toilette;
- Sex ist ihm / ihr nicht so wichtig.

Ernährungstipps für den Yin-Typ:
Kombinieren Sie möglichst neutrale, erwärmende und erhitzende Speisen miteinander. Essen Sie alles, auch Rohkost und Blattsalate, möglichst lauwarm. Zum Frühstück lieber einen Brei statt Brötchen oder Müsli. Ernähren Sie sich nicht nur vegetarisch, Fleisch wirkt erwärmend. Essen Sie möglichst selten tropische Früchte.

Welcher Typ sind Sie?

Der Yang-Typ

- hat ein rotes Gesicht;
- schwitzt leicht;
- hat warme Hände und Füße;
- hat eine kräftige und laute Stimme;
- trinkt viel, am liebsten kalte Getränke;
- ist gern unter Menschen und sehr extrovertiert;
- bewegt sich gern;
- isst mit Appetit und regelmäßig;
- sein Pulsschlag ist schnell und kräftig;
- seine Zunge ist rot und trocken;
- muss selten zur Toilette;
- hat ein starkes sexuelles Bedürfnis.

Ernährungstipps für den Yang-Typ:
Essen Sie viele neutrale, kühle und erfrischende Nahrungsmittel. Verzichten Sie möglichst auf Kaffee und Alkohol. Verputzen Sie viel Blattsalate und Rohkost. Eine, höchstens zwei Portionen Fleisch pro Woche sind genug. Bevorzugen Sie gedünstete, gedämpfte und pochierte Speisen. Trinken Sie schwarzen Tee.

Lebensmittel-Tabelle zur Ernährung nach den fünf Elementen

	Heiß	Warm	Neutral	Kühl	Kalt
Holz	Flusskrebs, Hummer, Languste, Garnele.	Essig, Himbeeren, Kirschen, Passionsfrüchte, Litschis, Basilikum.	Petersilie, Estragon, Kerbel, Melisse, Grünkern, Mandarinen, Pflaumen, Kürbis, Weißwein.	Blattsalate, Dill, Staudensellerie, Zitronen, Limetten, Orangen, Äpfel, saure Sahne, Ente, Sauerkraut.	Mangold, Spinat, Rauke, Tomaten, Ananas, Kiwi, Pampelmuse, Gurke, Joghurt, Kefir, Quark.
Feuer	Muskat, Safran, Meerrettich, Wacholderbeeren, Zitronengras, gegrilltes Fleisch, Glühwein.	Kakao, Salbei, Buchweizen, Leinsamen, Mandeln, Tee, Kaffee, Lamm, Aprikosen, Rosenkohl.	Paprikapulver, Feldsalat, Radicchio, Knollensellerie, Preiselbeeren, Rotwein.	Artischocken, Chicorée, Eisbergsalat, Oliven, Rote Bete, Hafer, Weizen, Holunder, Altbier, Pils.	Spargel, Granatäpfel, Couscous, Haferflocken, Weizenflocken.
Erde	Anis, Fenchelsamen, Honig, Ursüße, Lakritz, Liköre.	Vanille, Schokolade, Marzipan, Paprikaschoten, Fenchel, Dinkel, Ei, Klebreis, Rindfleisch.	Mais, Quinoa, Tofu, Möhren, Zucchini, Kartoffeln, Datteln, Pute, Kalbfleisch.	Nudeln, Brot, Gerste, Roggen, Rundkornreis, Avocados, Erbsen, Öle, Butter, Sahne, Käse.	Champignons, Austernpilze, Pfifferlinge, Chinakohl, Schwarzwurzeln, Bananen, Mango, Zucker.
	Yang			**Yin**	

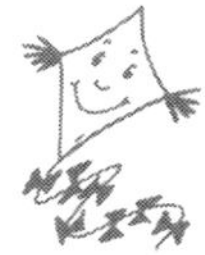

	Heiß	Warm	Neutral	Kühl	Kalt
Metall	Chili, Curry, weißer Pfeffer, Zimt, Sternanis, Piment, Peperoni, Knoblauch, Hirschfleisch.	Ingwer, Koriander, Lorbeer, Nelken, schwarzer Pfeffer, Senf, Erdnüsse, Hähnchenfleisch.	Gartenkresse, Bohnenkraut, Pfirsiche, Gänsefleisch.	Langkornreis, Lauch, Frühlingszwiebeln, Kohlrabi, Radieschen, Zwiebeln, Schalotten.	Pfefferminze, Gemüsezwiebeln, weiße Rübchen.
Wasser	Schinken, Salami, Forelle, Lachs, Räucherfisch, Saibling.	Sesam, Jodsalz, Kümmel, Kürbiskerne, Auberginen, Blauschimmelkäse, Schweinefleisch, Thunfisch.	Wildreis, Maronen, Barsch, Hering, Karpfen, Muscheln, Sardinen, Wels.	Kichererbsen, Linsen, Wirsingkohl, Dorsch, Schellfisch.	Sojasoße, Gemüsebrühe, Weizenflocken, Algen, Bohnenkeimlinge, Rot- und Weißkohl, Mineralwasser.
	Yang			**Yin**	

Fitmacher des Monats

Rosenkohl: Der kleinste Vertreter der Familie Kohl steckt voller gesunder sekundärer Pflanzenstoffe, so genannter Flavonoide. Diese Biostoffe wirken vorbeugend gegen Krebserkrankungen und Arteriosklerose. Mineralstoffe wie Kalium oder Magnesium stärken die körpereigenen Abwehrkräfte und wirken gegen Hektik und Stress.

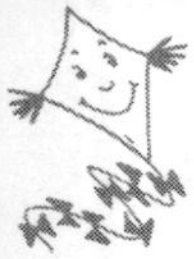

Lammfleisch: Es enthält hochwertiges, leicht verdauliches Eiweiß, daneben auch reichlich Eisen (für den Sauerstofftransport im Blut) und B-Vitamine. Vitamin B12 spielt eine besondere Rolle, da es an vielen wichtigen Stoffwechselprozessen beteiligt ist, zum Beispiel bei der Speicherung von Nahrungsenergie im Muskelgewebe. In pflanzlichen Lebensmitteln ist dieser Biostoff nicht enthalten.

Rezepte

Zwischenmahlzeiten

Wählen Sie aus diesen Vorschlägen zwei Zwischenmahlzeiten pro Tag:

Für den Yin-Typ:

- Kokos-Grießbrei mit Apfel und Zimt.
- Kleiner Feldsalat mit Tomaten-Ingwer-Orangen-Vinaigrette, dazu gibt es ein Knäckebrot.
- Zimt-Milchreis mit Kiwi.
- Milchkaffee mit einer Prise Zimt und Kokos-Biskuits.

Für den Yang-Typ:

- Kokos-Milchreis mit Apfel.
- Kleiner Feldsalat mit Tomaten-Orangen-Vinaigrette, dazu gibt es ein Knäckebrot.
- Milchreis mit Kiwi.
- Milchkaffee mit Kokos-Biskuits.

Freitag

Abends: *Rosenkohl-Pfifferling-Pfanne zu Lachssteak*

Zutaten:
250 g Rosenkohl
Jodsalz, Pfeffer
75 g Pfifferlinge

1 TL Sonnenblumenöl
100 g Lachsfilet
Muskatnuss

So wird's gemacht:
Rosenkohl putzen und in wenig Salzwasser 10 Minuten garen. Pilze putzen. Öl in einer Pfanne erhitzen, Fisch darin je Seite etwa 1 Minute braten, würzen, herausnehmen und warm stellen. Rosenkohl abgießen. Pilze im Bratfett 2 Minuten braten, Rosenkohl zugeben und würzen. Gemüse und Fisch anrichten.

Für den Yang-Typ:
Statt Lachs Schellfischfilet verwenden, auf Muskatnuss verzichten.

Samstag
Morgens: *Toast mit Lachs*

Zutaten:
25 g Räucherlachs
2 EL kalorienreduzierter Frischkäse
etwas frischer Dill
Jodsalz, Pfeffer
1 Vollkorntoast
1 kleiner Apfel
1 Kiwi
1 Orange

So wird's gemacht:
Lachs in feine Streifen schneiden, mit Käse, fein geschnittenem Dill, Salz und Pfeffer verrühren. Toast rösten. Lachskäse darauf streichen. Früchte klein schneiden und mischen.

Für den Yin-Typ:
Statt Kiwi und Orange 1 Birne und 1 TL Honig verwenden.
Für den Yang-Typ:
Räucherlachs weglassen, dafür 1 EL Frischkäse mehr.

Mittags: *Lammeintopf mit Zimt und Pflaumen*

Zutaten:

125 g Lammfilet
1 TL Sonnenblumenöl
Jodsalz
Pfeffer
1 kleine Gemüsezwiebel
2 Tomaten
3 getrocknete Pflaumen ohne Stein
gemahlener Zimt
1 Vollkorn-Baguettebrötchen

So wird's gemacht:
Das Filet trockentupfen und würfeln. Im heißen Öl anbraten, würzen und herausnehmen. Zwiebel schälen und in Ringe schneiden. Tomaten und Pflaumen würfeln. Zwiebel im Bratfett glasig dünsten, Tomaten und Pflaumen zugeben. Mit Salz, Pfeffer und Zimt würzen. Zugedeckt etwa 10 Minuten schmoren lassen. Lammfilet hinzufügen und alles nochmals 1 Minute durchschmoren lassen. Brötchen dazu essen.

Für den Yin-Typ:
Statt Tomaten Möhren verwenden.
Für den Yang-Typ:
Zimt weglassen, statt Lammfilet Putenbrust verwenden.

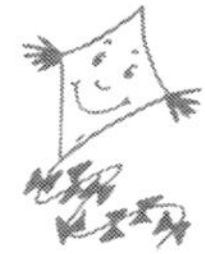

Abends: *Rosenkohl-Cremesuppe mit Lachsschinkenstreifen*

Zutaten:

1 TL Haselnussblättchen
250 g Rosenkohl
150 g Kartoffeln
1 TL Sonnenblumenöl
Jodsalz, Pfeffer
Muskatnuss
250 ml Gemüsebrühe (Instant)
1 EL saure Sahne
2 Scheiben Lachsschinken ohne Fettrand

So wird's gemacht:
Nüsse in einem Topf ohne zusätzliches Fett anrösten, bis sie zu duften anfangen. Rosenkohl putzen. Kartoffeln schälen und grob würfeln. Öl erhitzen, Rosenkohl und Kartoffeln darin andünsten, würzen und mit Brühe ablöschen. Zugedeckt 15 Minuten köcheln lassen. Rosenkohl und Kartoffeln in der Brühe fein pürieren. Sahne unterrühren. Cremesuppe nochmals abschmecken. Schinken in Streifen schneiden und mit den Haselnussblättchen über die Suppe streuen.

Für den Yang-Typ:
Muskat weglassen, statt Lachsschinken Putenbrustaufschnitt verwenden.

Sonntag
Morgens: *Eiersalat mit Toast*

Zutaten:

1 Ei (Größe S)
1 EL saure Sahne

Jodsalz, Pfeffer
½ Bund Schnittlauch
1 Vollkorntoast
1 kleiner Apfel
125 g Magermilchjoghurt mit Vanille-Geschmack
1 TL Haselnussblättchen

So wird's gemacht:
Das Ei hart kochen, schälen, hacken und mit der sauren Sahne verrühren. Mit Salz und Pfeffer würzen. Schnittlauch fein schneiden und unterrühren. Toast rösten, Eiersalat darauf anrichten. Apfel würfeln, mit dem Joghurt mischen und die Nüsse darüber streuen.

Für den Yin Typ:
Noch etwas Zimt verwenden.

Mittags: *Lammkoteletts mit Rosenkohl*

Zutaten:
200 g Rosenkohl
Jodsalz, Pfeffer
2 Lammkoteletts (insges. 150 g)
50 g Bandnudeln
1 TL Butter
1 TL Haselnussblättchen

So wird's gemacht:
Den Rosenkohl putzen und in wenig Salzwasser 10 Minuten garen. Koteletts in einer beschichteten Pfanne 6 Minuten braten und würzen. Nudeln in Salzwasser garen. Butter in einer Pfanne erhitzen und Nüsse darin bräunen. Kohl und Nudeln abgießen und mit der Nussbutter mischen. Mit den Lammkoteletts anrichten.

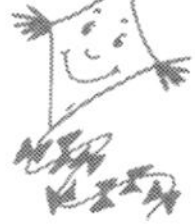

Für den Yin-Typ:
Rosenkohl mit Muskat würzen.
Für den Yang-Typ:
Statt Lamm Hähnchenbrust verwenden.

Abends: *Sesam-Burger mit Putenbrust*

Zutaten:
- 100 g Putenbrust
- Jodsalz, Pfeffer
- 1 Sesambrötchen
- 2 EL saure Sahne
- mildes Currypulver
- 50 g Feldsalat
- 1 Orange
- 1 TL Olivenöl

So wird's gemacht:
Putenbrust in einer beschichteten Pfanne braten und würzen. Brötchen aufschneiden. Saure Sahne mit Jodsalz, Pfeffer und Curry abschmecken. Brötchen damit bestreichen, Putenbrust darauf legen, zusammenklappen. Salat putzen und abspülen. Orange halbieren, eine Hälfte auspressen. Den Saft mit Salz, Pfeffer und Öl verrühren. Die andere Orangenhälfte sorgfältig schälen und in Scheiben schneiden. Mit dem Salat anrichten, Dressing darüber träufeln und zum Burger essen.

Für den Yin-Typ:
Statt Putenbrust Lammfilet verwenden.
Für den Yang-Typ:
Statt Orange 1 kleiner Apfel, auf Curry verzichten.

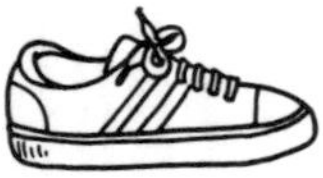

Fitness: Atemgymnastik

Im Herbst sollten wir unser Immunsystem für den Winter stärken

Atemgymnastik puscht die Sauerstoffzufuhr des Organismus

Der Herbst ist eine Zeit des Sammelns und Ausgleichens. Tag und Nacht haben nun eine ähnliche Länge. Wir gehen früher schlafen. Dadurch konzentriert sich unser Geist und das Yang des Sommers beruhigt sich. Trockenheit und Kühle des Herbstwetters entsprechen klimatisch dem Metallelement. Deshalb tun wir uns gerade jetzt etwas Gutes, wenn wir unsere Lungenkraft und damit unser Immunsystem für den Winter stärken. Denn gemäß der Traditionellen Chinesischen Medizin dringen äußere, witterungsbedingte Einflüsse über die Haut in unseren Körper ein und gelangen – wenn unsere Abwehr zu schwach ist – ins Innere. Dort können sie Organe, Meridiane und das Gewebe angreifen. Ein harmonischer Atemfluss schützt den Organismus. Er bildet die Basis für einen ausgewogenen Energiehaushalt im Einklang mit dem Metallelement. Atemgymnastik puscht die Sauerstoffzufuhr des Organismus, die Muskeln werden besser durchblutet und der Stoffwechsel angeregt. Der Atemfluss stabilisiert das physische und das psychische Gleichgewicht, wirkt positiv auf die Entschlackung und macht uns rundum fit für die dunkle Jahreszeit.

Macht Dampf: der Feueratem

Kalte Füße oder leichtes Frösteln? Damit ist jetzt Schluss! Atmen Sie sich warm!

- Stellen Sie sich am besten vor ein geöffnetes Fenster oder – falls Ihnen das zu kalt ist – in einen gut gelüfteten Raum. Die Füße stehen hüftbreit auseinander.
- Jetzt denken Sie an einen Blasebalg: Breiten Sie die Arme etwa auf Brusthöhe – Tendenz nach unten – seit-

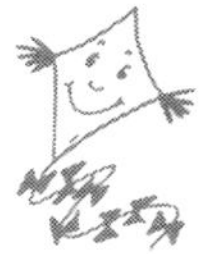

lich leicht gestreckt aus und atmen Sie dabei ganz tief durch die Nase ein. Fühlen Sie, wie sich Ihr Bauch nach außen wölbt?

- Formen Sie Ihren Mund zu einem O.
- Führen Sie mit dem Ausatmen die Arme wie einen lockeren Flügelschlag etwa auf gleicher Höhe nach vorne. Sie treffen vor dem leicht eingezogenen Bauch zusammen, ohne sich zu berühren. Bei dieser Bewegung federn Sie unwillkürlich in den Knien nach.
- Jetzt führen Sie die Arme wieder einatmend nach außen und immer so fort.

Sie werden merken, dass Sie mit der Zeit immer schneller werden und sich in die Atembewegung hineinsteigern. Dabei wird die Durchblutung stark angeregt. Und Ihnen wird ganz schön warm. Wenn Sie die Übung beenden möchten, drosseln Sie erst Ihr Tempo, bevor Sie ganz aufhören. Bleiben Sie dann noch einen Moment lang stehen, bis sich der Atemrhythmus normalisiert hat. Wenn Sie mögen, können Sie dabei beide Hände auf Ihren Bauch legen. Diese Übung ist auch hervorragend für Morgenmuffel geeignet, um nach dem Aufstehen in Schwung zu kommen. Während des Wochenendes können Sie damit Ihren gesamten Organismus morgens auf Trab bringen und den Stoffwechsel so richtig anheizen.

Morgenmuffel können sich einfach munter atmen

Pfunde loslassen und »wegatmen«

Der Herbst ist generell die Jahreszeit des Loslassens: Wir müssen uns von Wärme, Sonnenlicht und der grünen Natur vorübergehend verabschieden. Bei den Chinesen korrespondiert die Jahreszeit Herbst mit den Organen Lunge und Dickdarm. Durch eine meditative

Atemübung können wir gezielt beide Organe ansprechen – dies unterstützt den Verlust von ein paar überschüssigen Pfunden.
Gleichzeitig lässt sich so auch ein Neubeginn einläuten, denn Atmen hat grundsätzlich etwas mit Abgeben und Nehmen zu tun: Mit jedem Ausatmen lassen wir los, trennen uns von etwas Altem und mit jedem Einatmen ziehen wir etwas ein, nehmen etwas Neues, Frisches auf. Denn eines ist klar: Nur wer bereit ist, sich zu verabschieden, kann mit etwas Neuem beginnen.

Nur ein Abschied schafft Platz für etwas Neues

Und so üben Sie das Abschiednehmen und Loslassen:
• Suchen Sie sich ein gemütliches Plätzchen zum Hinsetzen oder -legen.
• Atmen Sie tief ein und aus. Legen Sie dabei die Hände auf Ihren Bauch, um zu spüren, wie dieser mit jedem Einatmen weit wird und sich wölbt und sich bei jedem Ausatmen nach innen senkt.
• Fühlen Sie dabei, wie alle Hektik und Anspannung von Ihnen abfällt. Ihr Körper entspannt sich, wird ruhiger.
• Stellen Sie sich vor, dass wir alle getragen werden in einem großen Netz der Ewigkeit. Was Sie auch loslassen – bleibt in diesem Netz. Und wann immer Sie es brauchen sollten, steht es Ihnen zur Verfügung. Wecken Sie Ihr Urvertrauen. Es weiß, dass alles, was Sie benötigen, immer vorhanden sein wird. So können Sie entspannt loslassen und wieder Platz für Neues schaffen.
• Gibt es etwas in Ihrem Leben, das Sie schon lange verabschieden wollten? Das können Gedanken sein, Gegenstände, Gewohnheiten, überflüssige Pfunde, Menschen oder ein Lebensabschnitt.
• Stellen Sie sich vor, dass Sie am Ufer eines friedlich dahinfließenden Stromes stehen. Dort ist ein Holzboot festgemacht. Alles, was Sie loslassen möchten, legen Sie

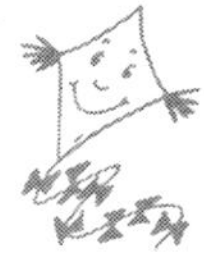

nun in dieses Boot. Dabei empfinden Sie Dankbarkeit, dass all dies Sie eine Weile Ihres Lebens begleitet hat.

- Nun ist es Zeit, sich davon zu trennen. In Ihrer Vorstellung lösen Sie die Leine, wünschen dem Boot und seinem Inhalt das Beste und überlassen beides der Strömung.
- Vom Ufer aus beobachten Sie, wie das Boot sich immer weiter entfernt und schließlich am Horizont verschwindet. Alles, was Sie losgelassen haben, wird seinen eigenen, guten Weg finden.
- Sie atmen beruhigt tief durch. Mit jedem Ausatmen lassen Sie das Vergangene los. Mit jedem Einatmen saugen Sie ein Stück Zukunft ein. Sie fühlen sich zuversichtlich und befreit.
- Erleichtert und mit einem angenehmen Gefühl im Herzen kehren Sie ins Jetzt zurück.
- Reiben Sie Ihre Handinnenflächen schnell und kräftig aneinander, bis sie warm sind.
- Streichen Sie diese dann über Ihr Gesicht, bis Sie wieder hellwach sind.

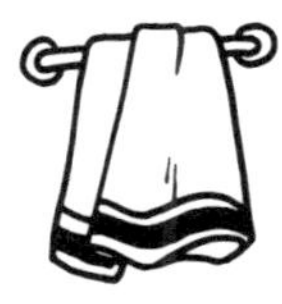

Beauty: Die chinesische Schönheitslehre für Körper und Seele

Beauty-Geheimnisse aus Fernost

Meisterinnen der Liebe und der Schönheit – die kaiserlichen Konkubinen im alten China verstanden ihr Handwerk. Ihre raffinierten Beauty-Geheimnisse stammen aus der Universal-Lehre des Feng-Shui und sind das beste Rezept für innere und äußere Harmonie. Das 5000 Jahre alte Wissen erobert jetzt den Westen. Wir haben für Sie eine alltagstaugliche Mini-Strategie mit Verjüngungseffekt und Pflegetipps für Gesicht und Body zusammengestellt.

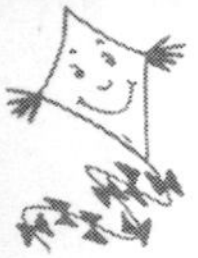

Beauty-Feng-Shui

»Die äußere Erscheinung ist nur ein Spiegelbild der inneren Haltung«, diese chinesische Weisheit fasst den Grundgedanken von Beauty-Feng-Shui zusammen. Ziel der fernöstlichen Schönheitslehre ist die Einheit von äußerer und innerer Schönheit. Sind wir im Gleichgewicht, fühlen wir uns wohl. Und unser ausgewogener Körper wirkt anmutig auf andere.

Das Wissen um unsichtbare Energien, die alles beeinflussen – die Wurzeln des Feng-Shui –, reicht weit zurück: Im antiken Reich der Mitte sah man den Körper als Mikrokosmos an, der sich den natürlichen Einflüssen des Makrokosmos nicht entziehen kann, wie zum Beispiel die Wirkung des Mondes auf unseren Körper zeigt. Beide Kosmen laufen nach bestimmten Regeln ab. Wird dieser Rhythmus gestört, entstehen Krankheiten. Für die Heilung des Mikrosystems Mensch hatten und haben die Chinesen verschiedene Methoden: Akupunktur, Akupressur, Naturmedizin und: Feng-Shui, die Lehre von Wind und Wasser. Taoistische Priester begründeten diese umfassende Philosophie zur Verbesserung der Lebensqualität. Im Laufe der Zeit wurde sie immer mehr verfeinert, so dass wir heute vom Wohnungs-, Namens-, Körper- und eben auch vom Schönheits-Feng-Shui sprechen. Das Grundprinzip aller Richtungen basiert auf den zwei entgegenwirkenden Naturkräften Yin – weiblich – und Yang – männlich. In gesunden Menschen sind diese weiblichen und männlichen Kräfte ausgewogen. Die unsichtbare Lebensenergie *Chi* kann harmonisch fließen. Die theoretische Grundlage bildet das Wissen um die fünf Elemente. Im Rhythmus der Jahres- und der Tageszeiten durchwandern Natur und Mensch die Energien

Im Idealfall sind die weiblichen und männlichen Kräfte ausgewogen, dann kann die Lebensenergie ungehindert fließen

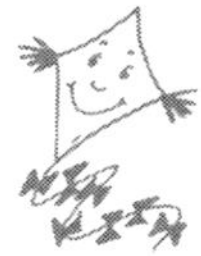

des Feuers (Sommer), der Erde (Spätsommer), des Metalls (Herbst), des Wassers (Winter) und des Holzes (Frühling). Jedem Element werden bestimmte Meridiane, Energiebahnen, des Körpers zugeordnet. So wie die Elemente im Jahreslauf, so wechseln auch die energetischen Zustände im Körper. Dieses Wissen macht sich Beauty-Feng-Shui zu Nutze. Das Metall-Element korrespondiert beispielsweise mit Lunge und Dickdarm. Sind diese in guter Balance, erkennt man das an einem straffen Gesichtsgewebe. Ein Ungleichgewicht zeigt sich in Form von grauer Hautfarbe und Blässe. Die Feuerkräfte, die dem Herz-Kreislauf-System zugeordnet sind, zeigen sich in einem rosigen Teint. Geplatzte Äderchen sind ein Zeichen für eine Disbalance. Das Erd-Element steht in Verbindung mit dem Magen. Eine Störung zeigt sich in einer tiefen Nasolabialfalte. Mit Wasser werden die Nieren assoziiert. Kraftlosigkeit in diesem Bereich beweisen Augenringe und Haarausfall. Holz spricht die Leber an. Ein Ungleichgewicht kommt als Hautunreinheit, z. B. anhand von Mitessern, zu Tage. Nach Auffassung der chinesischen Medizin ist es wichtig, alle Elemente zu erspüren, zu erleben, sie zu beleben und keinem dieser Elemente zu viel oder zu wenig Beachtung zu schenken. Mit Beauty-Feng-Shui, das Teile von Qi Gong, Akupressur und Yoga beinhaltet, können Sie diese gesunde Harmonie der inneren und äußeren Schönheit erlangen – denn wer glücklich ist, strahlt und wer strahlt, ist schön.

Die energetischen Zustände des Körpers wechseln im Laufe des Jahres

Die kaiserlichen Verjüngungsübungen

Diese mit Qi Gong und Tai Chi verwandten Übungen sollen Anmut und Schönheit fördern, indem sie die Energieströme unseres Körpers in Fluss bringen. Wir

Die Übungen in der richtigen Atmosphäre durchgeführt sorgen für Anmut und Schönheit

haben von den ursprünglich 16 Übungen drei als Kurztraining für Sie zusammengestellt. Je nachdem, wie viel Zeit Sie haben, können Sie diese so oft wiederholen, wie Sie möchten. Als Vorbereitung schlüpfen Sie in lockere Kleidung, lüften das Zimmer gut durch oder gehen nach Möglichkeit auf Balkon oder Terrasse. Schaffen Sie sich eine ruhige, harmonische Atmosphäre.

1. Eröffnung

• Stellen Sie sich aufrecht mit geschlossenen Füßen hin.

• Konzentrieren Sie sich auf den Energiesammelpunkt drei fingerbreit unterhalb Ihres Bauchnabels.

• Halten Sie nun Ihre beiden Handflächen mit den Fingerspitzen nach oben zeigend über Ihrem Kopf aneinander.

• Atmen Sie ein, machen Sie eine Atempause und beim Ausatmen senken Sie die Hände, so dass die Fingerspitzen auf Ihrer Nasenhöhe stoppen. Wieder Atempause.

• Dann richten Sie die Fingerspitzen fußwärts, öffnen die Hände und führen sie im Kreis hoch über den Kopf. Dabei wieder einatmen und die Handflächen schließen.

2. Die Wiederkehr des Frühlings

• Stellen Sie die Beine schulterbreit auseinander.

• Richten Sie Ihren Blick nach vorn und bleiben Sie aufrecht mit locker am Körper hängenden Armen stehen. Beide Füße bleiben wie verwurzelt, fest auf dem Boden stehen.

• Jetzt federn, wippen und schütteln Sie sich. Die ganze Bewegung kommt aus den Knien. Arme und Schultern folgen locker und werden so »automatisch« ausgeschüttelt.

3. Drei hohe Sterne

- Stellen Sie die Füße parallel zusammen und lassen Sie die Arme neben dem Körper hängen.
- Atmen Sie ein und ziehen Sie die Arme ganz langsam, als seien sie bleischwer, mit den Fingerspitzen zum Boden zeigend, hoch zum Kopf.
- Drehen Sie die Handflächen über dem Kopf himmelwärts. Die Fingerspitzen zeigen dabei zueinander. Die Ellenbogen nach außen.
- Verharren Sie einen Moment in dieser Atempause.
- Bewegen Sie dann die Arme mit der Ausatmung zurück.
- Wiederholen Sie die Übung achtmal (die Zahl acht gilt im Feng-Shui als äußerst erfolgversprechend) und schließen Sie den Übungskomplex ab, indem Sie sich verbeugen.
- Verlagern Sie Ihr Gewicht auf den linken Fuß und gehen Sie mit dem rechten aus der Übung.

Eine Kopfmassage sorgt für schönes Haar

Gönnen Sie sich anschließend ein paar Minuten Ruhe. Ein guter Zeitpunkt, für die entspannende dreiteilige Kopf-Massage »Schönes Haar«. Sie soll den Meridian *Dui Mai* aktivieren. Als Yang-Energiestrom bildet er den energetischen Nährboden für den Haarwuchs:

- Legen Sie die Daumen am Hinterkopf an und massieren Sie mit den Fingerspitzen von oben nach unten Ihre Kopfhaut.
- Wandern Sie dann mit den Daumen von außen nach innen zur Mitte des Hinterkopfes.
- Beginnen Sie anschließend wieder von vorn.
- Nach acht Wiederholungen werden Sie sich bereits frischer fühlen.
- Im zweiten Durchgang setzen Sie die Daumen nicht allzu fest oberhalb der Ohren an und ziehen die Finger mit kräftigen Strichen vom Scheitel zum Hinterkopf.

• Im letzten Teil beginnen Sie mit den Daumen seitlich am Hinterkopf und streichen mit allen Fingern aufwärts zum Haaransatz.
• Alle Durchgänge führen Sie achtmal durch.

Winter

Zeit der Besinnung

Draußen weht ein eisiger Wind. Am Nachmittag
ist es bereits stockdunkel. Genau die richtige Zeit
zum Genießen. Bei Kerzenschein, in eine Decke
gekuschelt, dazu heißer Tee und entspannende Musik.
Luxus pur ist ein Wochenende ganz für sich allein.
Ausgesuchte Schlemmereien und Verwöhnmassagen,
die man sich nur jetzt gönnt, sorgen für relaxte,
wohlige Entspannung.

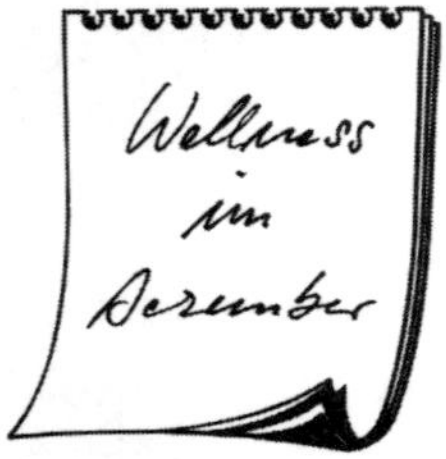

Das Schlemmer-Wochenende

Aromen versüßen uns die Adventszeit

In der Advents- und Weihnachtszeit möchten wir verwöhnen und verwöhnt werden – ohne zuzunehmen selbstverständlich. An diesem Schlemmer-Wochenende im Dezember ist alles erlaubt: aphrodisische Köstlichkeiten, die entschlacken, entspannen und die Fantasie beflügeln. Dazu gibt es einfache, stimulierende Übungen für Sexappeal und Sinnlichkeit, die Sie (und Ihren Partner) zum Strahlen bringen. Außerdem geben wir Ihnen Tipps, was Sie mit Aromen alles für die Schönheit und die Sinne tun können. Denn diese kostbaren Pflanzenextrakte pflegen nicht nur, sondern sind eine wahre Wohltat für Körper und Seele.

Ernährung: Kulinarische Genüsse für alle Sinne

Gerade in der Vorweihnachtszeit sehnen wir uns nach Entspannung und möchten uns und unseren Liebsten verwöhnen und verführen. Es gibt eine ganze Reihe von Lebensmitteln, die eine aphrodisische Wirkung haben und gleichzeitig Gute-Laune-Stoffe enthalten. Diese

Substanzen haben eine besondere Wirkung auf unsere Stimmung: Sie entspannen die Gefäße, entschlacken auf sanfte Art und Weise, regen Stoffwechsel und Kreislauf an, sie fördern das Wohlbefinden, heben die Stimmung, beflügeln den Geist und beschwingen die Seele.
Granatäpfel enthalten zum Beispiel Östron. Östrone haben einen harmonisierenden Einfluss auf den Hormonhaushalt und sorgen so für Ausgeglichenheit. In der Muskatnuss steckt ein Stoff namens Myristicin, der euphorisierend wirken soll. Beim Safran soll bereits der Kontakt mit den Geschmackspapillen auf der Zunge genügen, um ein Gefühl des Wohlbehagens zu erzeugen. Im Orient galt das wertvolle Gewürz wegen seines stimmungshebenden Effekts als Aphrodisiakum. In Paprika und Chili heißt die Stimmungskanone Capsaicin. Und die Kakaobohne enthält winzige Mengen Anandamid, eine Substanz, die mit dem Marihuana-Wirkstoff verwandt ist.

Entspannen, wohlfühlen und mit allen Sinnen genießen

Essen und Stimmungslagen sind nicht voneinander zu trennen. Schon ein Baby macht seinem Unmut lauthals Luft, wenn es Hunger hat. Sobald es satt ist, schaut es wieder zufrieden und glücklich in die Welt. Bei den Erwachsenen ist das im Prinzip nicht anders. Zarte Liebesbande werden meistens bei einem romantischen Essen geknüpft und auch Geschäfte lassen sich bei einer guten Mahlzeit entspannter verhandeln. Verantwortlich für gute Stimmung ist das Serotonin, ein Neurotransmitter (Botenstoff), der Körper und Geist beruhigt. Um diesen Glücksstoff herzustellen und Gehirn und Nerven damit ausreichend zu versorgen, brauchen wir Kohlenhydrate aus Nudeln, Kartoffeln, Reis oder Vollkornbrot. Dazu die Aminosäure Tryptophan aus eiweißhaltigen Lebensmitteln wie Lachs, Joghurt oder Kefir.
Wenn Stimmungen und Gefühle in den Keller gehen, kann auch eine schlechte Vitamin- und Mineralstoff-

Glücklichmacher aus Lebensmitteln

versorgung die Ursache sein. B-Vitamine, vor allem Vitamin B6, sind an der Produktion von Botenstoffen wie Serotonin beteiligt. Bei einem Mangel wird auch der Transport von schädlichen Abbauprodukten des Nervenstoffwechsels beeinträchtigt. Mineralstoffe wie Kalzium, Eisen und Zink sorgen dafür, dass die Nerven gestärkt werden. Zink, reichlich enthalten in Hummer, Garnelen, Kürbiskernen oder Sesam, regt den Stoffwechsel an und wirkt außerdem luststeigernd. Gegen alles ist ein Kraut gewachsen – auch gegen schlechte Laune. Verfeinern Sie Ihre Gerichte und Snacks mit duftenden Kräutern. Sie alle enthalten ätherische Öle, die aphrodisierend wirken und vor Depressionen schützen. Zum Beispiel Apiol aus der Petersilie oder Linalool im Koriander. Mit den Gerichten für dieses Wochenende, können Sie Ihre Stimmung beeinflussen, den Stoffwechsel aktivieren, entschlacken und gleichzeitig Ihr allgemeines Wohlbefinden steigern.

Fitmacher des Monats

Granatapfel: Die tiefroten saftigen Kerne dieses Fruchtbarkeitssymbols enthalten reichlich Kalium für einen ausgeglichenen Wasserhaushalt, Eisen für ausreichenden Sauerstofftransport im Blut und Kupfer für die Bildung der roten Blutkörperchen. Niacin ist Bestandteil vieler Enzyme und deshalb unentbehrlich für einen funktionstüchtigen Stoffwechsel und eine gute Energiebereitstellung für den Körper. Kalzium sorgt für starke Knochen.

Lachs: Dieser Fisch bietet einen Rundumschutz für Herz und Arterien. Gegen Migräne wirken Omega-3-Fettsäuren, indem sie die Blutgefäße entspannen und die Durchblutung im Gehirn verbessern. Außerdem

sorgen die Fischöle dafür, dass Cholesterinspiegel und Blutdruck sinken. Und die Fettsäuren vertreiben über Botenstoffe schlechte Laune und depressive Stimmung.

Rezepte

Zwischenmahlzeiten

Wählen Sie aus diesen Vorschlägen zwei Zwischenmahlzeiten pro Tag:

- 1 kleine Banane in einer beschichteten Pfanne braten. Von $^1/_2$ Granatapfel die Kerne auslösen und diese mit Zimt über die Banane streuen und servieren.
- Teepunsch: 200 ml frisch gepressten Orangensaft, 4 EL Holunderbeersaft (Reformhaus), etwas Zimt und 2 Gewürznelken kurz erhitzen. Dazu 4 Amarettini-Kekse.
- Fruchtsalat aus 1 kleinen Banane, 1 Kiwi, 1 kleinen Granatapfel und einigen Minzblättchen.
- Bratapfel: 1 Walnuss hacken und mit 1 Prise Zimt mischen. 1 kleinen säuerlichen Apfel entkernen, Nussfüllung hineingeben. In Folie wickeln und im heißen Backofen bei 175 Grad (Gasherd: Stufe 2) auf mittlerer Schiene ca. 20 Minuten backen.

Freitag

Abends: *Gourmet-Salat mit Räucherlachsstreifen*

Zutaten:

1 Ei (Größe S)
1 EL Weißweinessig
1 EL Apfelsaft
1 TL Dijon-Senf
Jodsalz, Pfeffer
1 TL Olivenöl
$^1/_2$ rote Paprika

1 Tomate
3 Champignons
50 g Feldsalat
1 Scheibe (20 g) Räucherlachs
1 Vollkornbrot

So wird's gemacht:
Ei hart kochen. Essig, Apfelsaft, Senf, Salz, Pfeffer und Öl verrühren. Paprika, Tomate und Pilze klein schneiden. Salat verlesen, abspülen und gut abtropfen lassen. Lachs in Streifen schneiden. Die vorbereiteten Zutaten auf einem großen Teller anrichten. Das Ei abschrecken, schälen, achteln und auf dem Salat verteilen. Dressing darüber träufeln. Dazu essen Sie das Brot.

Samstag
Morgens: *Radieschenquark und Granatapfel-Cornflakes*

Zutaten:
4 Radieschen
3 EL Magerquark
1 EL Mineralwasser
Jodsalz, Pfeffer
1 kleines Vollkornbrötchen
1 Granatapfel
2 EL Cornflakes
100 ml Magermilch

So wird's gemacht:
Radieschen würfeln und mit Quark, Mineralwasser, Salz und Pfeffer glatt rühren. Das Brötchen aufschneiden und mit dem Quark bestreichen. Die Granatapfelkerne auslösen und mit den Cornflakes und der Milch servieren.

Mittags: *Gemüse-Omelette*

Zutaten:
2 Kartoffeln (100 g)
1 kleine Dose (425 ml) Artischockenherzen
1 kleine rote Paprika
4 Champignons
1 Ei (Größe M)
4 EL Magermilch
Jodsalz
Pfeffer

So wird's gemacht:
Kartoffeln mit der Schale garen. Nach dem Abschrecken schälen und in Scheiben schneiden. Artischocken abtropfen lassen. Paprika und Pilze klein schneiden. Die vorbereiteten Zutaten in einer beschichteten Pfanne andünsten. Ei, Milch, Salz und Pfeffer verquirlen und darüber gießen. Bei schwacher Hitze stocken lassen.

Abends: *Bandnudelsalat mit Räucherlachs*

Zutaten:
50 g Bandnudeln
Jodsalz
1 kleine Dose (425 ml) Artischockenherzen
30 g Rauke
1 Tomate
2 EL Weißweinessig
Pfeffer
1 TL Dijon-Senf
1 TL Olivenöl
einige frische Kräuter
1 Scheibe (20 g) Räucherlachs

So wird's gemacht:
Die Nudeln in Salzwasser garen. Artischocken abtropfen lassen und klein schneiden. Rauke klein zupfen und die Tomate würfeln. Essig, Salz, Pfeffer, Senf und Öl verrühren. Kräuter hacken und unterrühren. Nudeln abgießen, gut abtropfen lassen und mit der Vinaigrette mischen. Die vorbereiteten Zutaten untermischen, nochmals würzen und kurz durchziehen lassen. Den Salat mit Salz und Pfeffer abschmecken. Lachs in Streifen schneiden und darauf anrichten.

Sonntag
Morgens: *Dill-Käse-Toast und Vanillejoghurt mit Granatapfelkernen*

Zutaten:
2 Saftorangen
1 Vollkorntoast
etwas frischer Dill
1 EL kalorienreduzierter Frischkäse
Jodsalz
Pfeffer
1 Scheibe (20 g) Räucherlachs
1 kleiner Granatapfel
100 g Magermilchjoghurt mit Vanillegeschmack

So wird's gemacht:
Orangen auspressen. Den Toast rösten. Dill hacken und mit dem Käse, Salz und Pfeffer verrühren, auf den Toast streichen. Lachs darauf anrichten. Granatapfelkerne auslösen und unter den Joghurt mischen.

Mittags: *Gegrilltes Lachssteak mit Kräuterkartoffeln*

Zutaten:

2 mittelgroße Kartoffeln (100 g)
1 EL Weißweinessig
1 EL Apfelsaft
Jodsalz
Pfeffer
1 TL Olivenöl
einige Stiele frische Kräuter
1 TL Butter
120 g Lachssteak
50 g Feldsalat

So wird's gemacht:
Die Kartoffeln mit der Schale kochen. Essig, Apfelsaft, Salz, Pfeffer und Öl zu einem Dressing verrühren. Kräuter hacken und mit der Butter verkneten. Den Fisch abspülen, trockentupfen und würzen. Auf dem heißen Grill oder in einer beschichteten Pfanne knusprig braten. Den Salat putzen und Dressing darüber träufeln. Mit Lachs, Kartoffeln und Kräuterbutter anrichten.

Abends: *Mariniertes Hummerfleisch*

Zutaten:

15 g feine Glasnudeln
1 kleines Stück frischer Ingwer
3 EL Limettensaft
Jodsalz
Sambal Oelek
200 g ausgelöstes vorgegartes Hummerfleisch
$^1/_2$ Salatgurke
1 kleiner Granatapfel

So wird's gemacht:
Nudeln nach Packungsanweisung in heißem Wasser quellen lassen. Den Ingwer fein hacken. Mit Limettensaft, Salz und 1 Messerspitze Sambal verrühren. Das Hummerfleisch klein schneiden und mit 1 EL der Mischung marinieren. Die Gurke wenn nötig schälen und in feine Scheiben hobeln. Granatapfelkerne herauslösen und mit der Gurke, der übrigen Marinade und den abgetropften Nudeln mischen. Das Hummerfleisch dazu essen.

Wohlbefinden: Aktivieren Sie Ihre Sinne!

Wenn Sie sich leer und lustlos fühlen, ist es höchste Zeit, etwas für sich zu tun

Hektik im Alltag, Stress im Job, Ärger in der Familie – plötzlich fühlen Sie sich leer, lustlos und frustriert. Höchste Zeit, etwas für sich zu tun! Nehmen Sie auf Ihre eigenen Bedürfnisse mehr Rücksicht. Lernen Sie, sich selbst zu akzeptieren und zu lieben. Wenn Sie ein positives Selbstbild haben und mit sich selbst im Reinen sind, kehrt Ihre Lebensfreude zurück. Sie gewinnen an Ausstrahlung und Sexappeal. Ein kleines Sinnlichkeits-Training ist dafür ideal. Je bewusster Sie Ihre Umwelt wahrnehmen, desto intensiver erfahren Sie sich selbst und umso positiver wirken Sie auf andere. Ihr Schlemmer-Wochenende können Sie mit diesen kleinen Übungen prima ergänzen. Sie werden dann an Pfunden verlieren und an Charisma gewinnen.

Erster Schritt: Liebevolle Bestandsaufnahme

Mit dieser Übung läuten Sie am besten Freitag abends Ihr Wochenende ein. Machen Sie zum Auftakt der Schlemmertage mal eine wohltuende, freundliche Be-

Winter

standsaufnahme in eigener Sache: Unsere
haben wir ständig im Blick. Keine Falte, kein
chen entgeht unserem kritischen Auge. Drehen
Spieß mal um: Stellen Sie sich vor den Spiegel u
kennen Sie Ihre Stärken. Dazu betrachten Sie sich
mal ganz unvoreingenommen und machen Sie sich d
schönen Seiten Ihres Gesichts und Ihres Körpers bewusst. Es ist keine Schande, wenn Sie erkennen, dass Sie schöne strahlende Augen, glänzende Haare und ein schönes Dekolleté haben. Machen Sie sich auch ruhig mal ein Kompliment. Sagen Sie sich laut: »Meine Haut hat einen warmen Schimmer und meine Beine sind wohlgeformt!« Diese positive Affirmation stärkt Ihr Selbstvertrauen. Auch wenn Sie sich dabei vielleicht albern vorkommen: Ihr Unterbewusstsein profitiert davon.

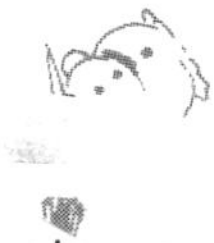

…nal ein …mpliment!

Zweiter Schritt: Unsicherheiten über Bord werfen

Es wird immer Menschen geben, die glänzendere Haare oder eine schlankere Taille haben, die gebildeter oder sonst was sind. Doch das interessiert Sie ab diesem Samstag nicht mehr. Sie sagen sich einfach immer, wenn Sie an diesem Wochenende Unsicherheit beschleicht: »Ich bin ich und das ist gut so!« Ihre Gedanken müssen auch nicht ständig um Ihre Wirkung auf andere kreisen. Die anderen finden sich selbst meist viel interessanter und nehmen Pickel oder Patzer an Ihnen weniger wahr, als Sie selbst glauben.

Andere Menschen nehmen kleine Unzulänglichkeiten meist gar nicht wahr

Dritter Schritt: Die Sinne mobilisieren

Nur wer seine fünf Sinne wirklich beieinander hat, kann auch sinnlich »rüberkommen« und auf andere wirken. Diese fünf Übungen wecken längst verschollen geglaubte, sinnliche Geister in Ihnen. Zwingen Sie sich dabei zu nichts. Hier kommt es nicht auf die Quantität, sondern auf die Qualität an.

Sehen

Schicken Sie Ihre Gefühle mal auf die Reise!

Blicken Sie in eine Kerze und schicken Sie Ihre Augen mit den warmen Strahlen auf die Reise: Erblicken Sie ferne Länder, tropische Pflanzen, vielleicht erleben Sie eine Begebenheit aus Ihrem letzten Urlaub nach. Fühlen Sie, wie Sie sich entspannen und Ihre Fantasie immer weitere Ausflüge in immer schillernderen Farben macht.

Fühlen

Sammeln Sie im Herbst eine Hand voll Kastanien. Die kleinen, braunen Kugeln werden Ihnen auch den Rest des Jahres gute Dienste leisten: Legen Sie eine Wolldecke auf den Fußboden und verteilen Sie die Kastanien (ein paar Steine gehen natürlich auch) darauf. Dann machen Sie es sich in Rückenlage auf den Kastanien bequem. Achten Sie dabei auf Ihren Rücken. Wie fühlt er sich an? Spüren Sie eine Veränderung?

Schnuppern

Düfte beeinflussen unsere Gefühle wie nichts anderes, weil sie sich in unserem Gedächtnis verankern. Ein Dufttraining entspannt die Seele. Kaufen Sie sich eine Lilie und streicheln Sie mit den Händen sacht über die zarten, samtenen Blütenblätter. Während Sie nun bewusst einatmen, lassen Sie die Bilder, die entstehen, wie zum Beispiel eine Erinnerung an einen schönen Urlaub, in sich aufsteigen. Versuchen Sie den Duft zu benennen. Ist er eher süßlich? Riecht er nach Vanille?

Schmecken

Dass Banane und Schokolade Seelenfutter sind, wissen Sie. Auch, dass Küssen seinen Ursprung im Füttern hat. Bewusstes Schmecken tut also in jedem Fall etwas für die Sinnlichkeit und kann sogar in erotischen Belangen sensibilisieren. Nehmen Sie sich eine halbe Mandel und schnuppern Sie daran. Legen Sie diese dann in den Mund und zerbeißen Sie sie ganz, ganz langsam in Zeitlupentempo. Können Sie Ihre Zähne spüren? Wie empfinden Sie den Geschmack, würzig? Schlucken Sie den Mandelbrei langsam herunter. Wie läuft er die Kehle hinab?

Lauschen

Summen und Schwingen haben eine befreiende Wirkung

Klänge und Rhythmen lösen Spannungen im Körper und lassen die Seele klingen. Ebenso bringen Singen und Summen den Körper in Schwingung und sensibilisieren die Nerven. Setzen Sie sich mit gekreuzten Beinen hin. Atmen Sie tief ein – und langsam, intensiv aus. Stimmen Sie nun beim Austamen ein »Ah« an. Lassen Sie Ihre Stimme so schwingen, wie Sie sich fühlen: laut, leise, hoch oder tief. Merken Sie, wie der Ton Sie befreit?

Vierter Schritt: Erschaffen Sie sich Ihre Wunschfigur

Die positive Einstellung, die Sie durch die vorangegangen Übungen gewonnen haben, können Sie jetzt auch für Ihre Figur einsetzen. Ihre äußere Erscheinung wird sich dann dem gedanklichen Bild anpassen. Dazu bieten sich spezielle Vorstellungsübungen an, die Sie in einer entspannten Situation (zum Beispiel vor dem Einschlafen) durchführen sollten. Stellen Sie sich vor, dass Sie genau die Figur haben, die Sie erreichen möchten. Führen Sie sich genau vor Augen, wie Sie sich dann anziehen möchten, wie Sie sich bewegen, wen Sie treffen und welche Aktivitäten Sie unternehmen möchten. Je deutlicher Sie sich dieses Bild ausmalen und je mehr Sie sich dabei auch vorstellen, sich gut zu fühlen, desto mehr wird Ihr Unterbewusstsein danach streben, es zu erreichen. Es wird Ihnen leichter fallen, gemäßigt und vernünftig zu essen, denn Sie haben Ihr Ziel immer vor Augen.

Fixieren Sie Ihr Wunschgewicht

Lassen Sie sich Ihr Wunschgewicht in einen Anhänger oder in ein Armband eingravieren. Tragen Sie den Anhänger oder das Armband immer an Ihrem Körper. Jedes Mal, wenn Sie darauf schauen, werden Sie an Ihr Ziel erinnert.

Halten Sie sich Ihr Idealbild vor Augen

Streben Sie mit Hilfe Ihrer Fantasie Ihr Ziel an

Je lebendiger Sie sich Ihr Ziel in Ihrer Fantasie ausmalen, umso mehr werden Sie angespornt, es zu erreichen. Suchen Sie sich deshalb aus Ihrem Fotoalbum ein Bild von sich heraus, auf dem Sie Ihre Wunschfigur haben. Falls es kein solches Bild von Ihnen gibt, nehmen Sie sich ein paar Frauenzeitschriften und basteln Sie sich Ihre Wunschfigur mit einem Foto von Ihrem Kopf zusammen. Schauen Sie sich dieses Bild so oft wie möglich an, damit diese Vorstellung möglichst schnell in Ihr Unterbewusstsein gelangt.

Formeln unterstützen die Diät

Nutzen Sie bestimmte Formeln, die Sie sich in Gedanken immer wieder vorsprechen. So können Sie ein Entschlackungs-Wochenende zum Beispiel unterstützen, indem Sie sich in jeder ruhigen Minute, in der U-Bahn oder während Sie vor einer roten Ampel warten, vorsprechen: »Ich fühle mich schlank und gut.« Wichtig: Damit die Formel wirkt, muss sie kurz, prägnant und positiv in der Gegenwartsform formuliert sein, sie muss eintönig und rhythmisch klingen.

Wenn Sie diese Übungen ein Wochenende lang gemacht haben, haben Sie damit eine gute Basis geschaffen, um sie in Ihren täglichen Alltag einfließen zu lassen. Mit der Zeit werden Sie die Bilder dann verinnerlichen und benötigen die Übungen gar nicht mehr als Hilfestellung.

Mit der Zeit benötigen Sie keine Hilfestellung mehr

Beauty: Aromatherapie

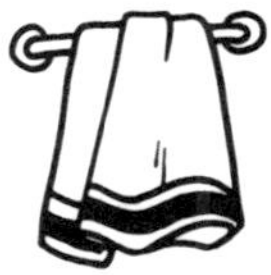

Die Methode ist einfach: Man gibt ein paar Tropfen eines ätherischen Öls in die Wasserschale einer Duftlampe und lässt sich im Badezimmer von den Dämpfen umhüllen. Oder, noch besser, tropft das Öl direkt ins Badewasser. Dafür bieten sich auch ergänzende Pflege-Kombinationen, z. B. mit Salz, an. Die Wärme erweckt dann die Aromata zum Leben. Es gibt anregende, harmonisierende oder beruhigende Öle: Pfefferminze aktiviert z. B. das Gehirn und schafft einen klaren Kopf. Melisse gleicht bei Wetterfühligkeit aus und Lavendel hilft gegen Schlafstörungen.

Die Duftstoffe von Blüten, Kräutern und Hölzern können ihre Wirkung umfassend entfalten, da sie mit dem Einatmen durch die Nase direkt in das limbische System gelangen. Dieser Teil unseres Gehirns ist der Hort des Unterbewusstseins und verantwortlich für Gefühle

Die Duftstoffe von Blüten, Kräutern und Hölzern können Ihre Wirkung vielfältig entfalten

und Stimmungen. Gleichzeitig werden hier vegetative Abläufe wie Atmung, Herzschlag, Kreislauf und Verdauung gesteuert. Außerdem stimulieren ätherische Öle äußerlich, über die Haut. Sie dringen über das warme Badewasser tief in das Gewebe ein und werden so vom ganzen Körper aufgenommen.

Dufte Sachen für die Raumluft

Natürliche Düfte können unser Wohlbefinden steigern

Eine Nase vergisst nie! Geruchserlebnisse bleiben fest im Gedächtnis verankert. So kann ein plötzlich aufgeschnappter Duft zum Beispiel Kindheitserinnerungen wecken oder andere Emotionen heraufbeschwören. Gerade natürliche Gerüche vermögen unser Befinden positiv zu beeinflussen. Zu Anbeginn der Geschichte dienten Düfte den Menschen dazu, die Götter gnädig zu stimmen. So soll auch Noah als Dank für seine Rettung aus der Sintflut Zedernholz und Myrrhe verbrannt haben. Heute sorgen raffinierte Aromen im Bad oft für mehr als nur Behaglichkeit. Es gibt sie in den fantasievollsten Darreichungsformen: Aromakerzen, traditionelles Potpourri oder konzentrierte Raumparfums, deren Duftstoffe langsam über Holzstäbchen an die Umgebung abgegeben werden. Ebenfalls eine dufte Sache sind parfümierte Keramik-Stückchen. Und mit kleinen Räucherkegeln oder Räucherspiralen lässt sich auch heute noch manch irdischer Halbgott »gnädig stimmen« und in gute Laune versetzen.

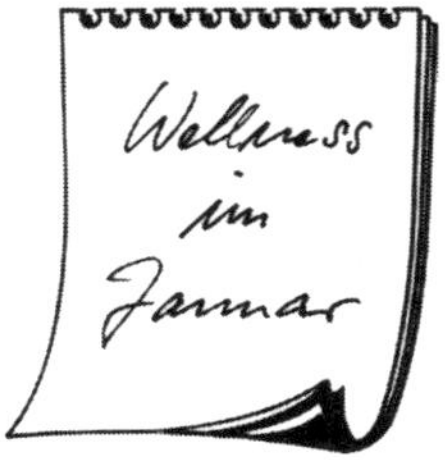

Die Ayurveda-Wochenend-Kur

Die aufregende und manchmal stressige Weihnachtszeit ist vorbei und die Spuren der Silvesterparty sind beseitigt: Der Januar ist da! Oft merken wir es in unserer hektischen Welt gar nicht, wenn wir seelisch oder körperlich nicht mehr »ganz wir selbst sind«. Ayurvedische Gerichte, die genau zu Ihrem Typ passen, harmonisieren Ihre Seele und bringen auch Ihr Körpergewicht ins Lot. Zusätzlich können Sie sich mit entspannenden indischen Ölmassagen verwöhnen. Anschließend fühlen Sie sich wie neu geboren. Auch wenn es draußen noch kalt und verschneit ist und glitzernde Eiskristalle Blumen ans Fenster malen, sollte man sich nach den Feiertagen nicht nur im Haus verkriechen: »Raus an die Luft« lautet das Motto. Denn, ob Schneemann bauen, rodeln oder Ski fahren: Frau Holle bringt uns jede Menge Möglichkeiten zur Bewegung – zum winterlichen Durchstarten ins neue Jahr!

Ernährung: Typgerecht entschlacken – Vata, Pitta oder Kapha

Ayurveda, die alte indische Heilslehre, rangiert bei Wellness-Fans ganz vorn und wird auch im kulinarischen Bereich immer beliebter. Wörtlich übersetzt bedeutet das wohlklingende Wort: »Die Wissenschaft vom Leben«. Bei dieser traditionellen medizinischen Methode geht es darum, die Selbstheilungskräfte des Körpers anzuregen. Ayurveda-Ärzte gehen davon aus, dass jeder Mensch drei Energieströme hat, die alle geistigen, körperlichen und seelischen Vorgänge steuern. Diese so genannten *Doshas* – Vata, Pitta und Kapha – sind bei jedem unterschiedlich stark ausgeprägt. Bei der Geburt sind sie noch optimal verteilt. Veränderungen im Laufe des Lebens können zu Disharmonien dieser drei Doshas und damit zu Krankheiten führen. Durch eine Analyse der Energieströme kann ein ayurvedischer Arzt bestimmen, welche Ernährung das Wohlbefinden fördert. Im Mittelpunkt der Ayurveda-Diät steht nicht Kalorienzählen, sondern Dosha-gerechtes Essen. Wenn Ihre drei Energieströme wieder im Einklang sind, fühlen Sie sich wohl, entschlackt und wie neugeboren.

Lassen Sie frische Energie in den Körper strömen

Das beste Mittel, die drei Doshas im Gleichgewicht zu halten, ist Abwechslung und Vielseitigkeit. Jede Mahlzeit sollte darum alle sechs Geschmacksrichtungen enthalten: bitter, herb, salzig, süß, scharf und sauer. Wichtig ist auch, die Mahlzeiten in Ruhe einzunehmen. Dann wirken die Gerichte wie Medizin. Sie harmonisieren die Energieströme und machen widerstandsfähiger. Der große Unterschied dieser Ayurveda-Diät zu anderen Diäten: Es gibt kein Frühstück, sondern Sie trinken zum Entschlacken bis mittags jede halbe Stunde 1 Glas (200 ml) abgekochtes Wasser.

Nach ayurvedischer Auffassung ist Essen in erster Linie ein sinnliches Erlebnis. Der Wert der Nahrung richtet sich nach den persönlichen Bedürfnissen, Vorlieben und Abneigungen. Alles, was mit Lust und Genuss gegessen wird, ist Medizin für den Organismus. Ziel ist es, wieder auf den Körper zu hören und seine Bedürfnisse zu erkennen. Nach dem Ayurveda-Wochenende werden Sie sich nicht nur schlanker, sondern auch ausgeglichen fühlen.

Alles essen, was Spaß macht

Ayurveda-Diät-Basics

• Morgens ist der Stoffwechsel reduziert (das Kapha-Dosha ist erhöht). Deshalb braucht der Körper, um schnell in Gang zu kommen, etwas Entlastendes: Verrühren Sie warmes, abgekochtes Wasser mit einem Teelöffel Zitronensaft und ein bis zwei Teelöffeln Honig und trinken Sie es in langsamen Schlucken. Wer vormittags Appetit verspürt, kann auch ein Glas frisch gepressten Obstsaft trinken.

• Ghee – geklärte Butter, gehört zu den wichtigsten Lebensmitteln des Ayurveda, weil es die Energieströme im Gleichgewicht hält. Verwenden Sie Ghee anstelle von anderen Fetten. Sie können es sogar selbst herstellen: Dazu lassen Sie ein Paket ungesalzene Butter bei schwacher Hitze etwa 20 Minuten köcheln, bis sich ein fester Schaum bildet. Nehmen Sie die Schaumschicht ab und gießen Sie das flüssige klare Fett durch ein Tuch. Lassen Sie das Butterfett fest werden und verwenden Sie es zum Braten, Dünsten und für Salate.

• Bei dieser Diät sind in jeder Mahlzeit fast immer alle sechs Geschmacksrichtungen enthalten. Darüber hinaus gibt es zu jedem Rezept Empfehlungen, um die entsprechenden Doshas zu stärken. Wenn Sie zum Beispiel ein Vata-Typ sind, müssen Sie die beiden anderen

Doshas Pitta und Kapha mit entsprechenden Zutaten stärken.

Erkennen Sie Ihr Dosha

Vata-Typen sind begeisterungsfähig, haben eine schnelle Auffassungsgabe und sind sehr vergesslich. Ihr Körperbau ist leicht, sie haben eine trockene Haut und oft kalte Hände und Füße. Ihre Stimmung wechselt schnell, sie reagieren gefühlsbetont. Vata-Typen haben unregelmäßige Ess- und Schlafgewohnheiten.

Erkennen Sie Ihre Stärken und Schwächen

Pitta-Typen handeln effizient und zielgerichtet, haben einen starken Willen und sind durchsetzungsfähig. Das Haar der Pitta-Typen hat einen rötlichen Schimmer und kann frühzeitig ergrauen. Er oder sie neigt zu Ungeduld und Intoleranz, isst mit gutem Appetit und lässt Mahlzeiten ungern ausfallen.

Kapha-Typen handeln langsam und ohne Hektik. Von Natur aus sind sie ruhig und gesetzt, sanftmütig, heiter und liebevoll und verfügen über Ausdauer und Widerstandskraft. Ihre Haut ist weich, blass und glatt, die Haare sind dicht, dunkel, gewellt oder dick. Er oder sie kann Mahlzeiten problemlos auslassen.

Bei jedem Menschen dominiert mindestens ein Dosha, oft sogar zwei.

Fitmacher des Monats

Steckrübe: Früher war die köstliche Knolle ein preiswerter Sattmacher. Zwischenzeitlich fast in Vergessenheit geraten, erlebt die Steckrübe derzeit eine Renaissance. Die aromatische Wurzel bringt kulinarische

Abwechslung in den Kochtopf und liefert energiespendende Kohlenhydrate sowie wertvolle Vitalstoffe, z. B. entwässerndes Kalium und den Radikalenfänger Beta-Carotin.

Ananas: Die Exotin mit dem einzigartigen süß-sauren Geschmack steckt voller gesunder Mineralien: Stressbuster Magnesium, Blut bildendes Eisen und Zink, für ein optimal arbeitendes Immunsystem. Frische Ananas bringt durch das Enzym Bromelin die Eiweißverdauung in Schwung.

Rezepte

Zwischenmahlzeiten
Wählen Sie aus diesen Vorschlägen zwei Zwischenmahlzeiten pro Tag:

Für den Vata-Typ:
- 200 g Ananasfruchtfleisch in einer Pfanne mit 1 TL Honig braten. 1 Walnuss hacken und darüberstreuen.
- 100 g Magermilchjoghurt mit 1 TL Honig und 100 g gewürfeltem Ananasfruchtfleisch verrühren.
- Salat aus $^1/_4$ in Scheiben gehobelter Gurke, etwas frischem Ingwer, 1 EL Limettensaft, Salz und Pfeffer zubereiten. Dazu gibt es 1 Sesamknäckebrot.

Für den Kapha-Typ:
- Salat aus 2 fein geraspelten Möhren, 1 säuerlichen Apfel, 1 EL Zitronensaft, 1 TL Sonnenblumenkernen.
- Shake aus 4 fein gehackten getrockneten Aprikosen, 200 ml Buttermilch und Zimt.
- Bratapfel mit Füllung aus je 1 TL Rosinen, Sonnenblumenkernen und Zimt.

Für den Pitta-Typ:

- 200 g Ananasfruchtfleisch in einer Pfanne mit $^{1}/_{2}$ TL Honig braten. 1 Walnuss hacken und darüber streuen.
- 100 g körniger Frischkäse, 1 TL Honig und 100 g Ananasfruchtfleisch mischen.
- Salat aus $^{1}/_{4}$ Gurke in Scheiben und 30 g milden Sprossen (zum Beispiel Mungobohnensprossen). Bereiten Sie das Dressing aus 1 EL Essig, 1 TL Honig, 1 TL Olivenöl, Jodsalz und wenig Pfeffer zu. Dazu gibt es 1 Sesamknäckebrot.

Freitag

Abends: *Steckrüben-Rösti zu Räucherlachs*

Zutaten:
300 g Steckrübe
1 Ei (Größe S)
1 EL Weizenvollkornmehl
Jodsalz
Pfeffer
4 EL Magerquark
1 EL Mineralwasser
$^{1}/_{2}$ Bund Schnittlauch
1 TL Ghee
1 Scheibe (30 g) Räucherlachs

So wird's gemacht:

Steckrübe schälen und auf einer Küchenreibe fein raspeln. Mit Ei, Mehl, Salz und Pfeffer verrühren. Quark, Mineralwasser, Salz und Pfeffer mischen. Schnittlauch fein schneiden und unterrühren. Ghee in einer Pfanne erhitzen. Aus den Steckrübenraspeln Rösti braten. Mit Schnittlauch-Quark und Räucherlachs anrichten.

Für den Vata-Typ:
Zusätzlich 1 Knoblauchzehe und etwas Cayennepfeffer in den Quark rühren.
Für den Kapha- und den Pitta-Typ:
Statt Schnittlauchquark 100 g Champignons mit dem Rösti braten und den Räucherlachs durch 2 Scheiben Putenbrustaufschnitt ersetzen.

Samstag
Bis mittags nur warmes, abgekochtes Wasser (etwa 2–3 Gläser à 200 ml mit 1 TL Zitronensaft und 1–2 TL Honig) trinken. Bei großem Appetit 1 Glas (200 ml) frisch gepressten Obstsaft trinken.

Mittags: *Steckrübeneintopf mit Hähnchenbrust*

Zutaten:
300 g Steckrübe
200 g Kartoffeln
1 Lauchzwiebel
1 TL Gemüsebrühepulver (Instant)
150 g Hähnchenbrust
1 Lorbeerblatt
Jodsalz
Pfeffer

So wird's gemacht:
Steckrübe und Kartoffeln schälen und in gleich große Würfel schneiden. Lauchzwiebel klein schneiden. Brühe mit $^1/_4$ l Wasser in einem Topf aufkochen. Steckrübe und Kartoffeln 20 Minuten darin garen. Hähnchenbrust, Lauchzwiebel und Lorbeerblatt nach der Hälfte der Garzeit dazugeben. Eintopf abschmecken.

Für den Kapha-Typ:
Brühe zusätzlich mit Chilischote oder Ingwer würzen.
Für den Pitta-Typ:
Lorbeerblatt weglassen.

Abends: *Gemüsecrêpe mit Spinat-Schafskäse-Füllung*

Zutaten:

1 Ei (Größe S)
2 EL Weizenvollkornmehl
2 EL Mineralwasser
Jodsalz
250 g junger Blattspinat
Pfeffer
Muskatnuss
1 Tomate
50 g Schafskäse

So wird's gemacht:
Ei, Mehl, Mineralwasser und Salz verquirlen und den Teig kurz quellen lassen. Spinat putzen und tropfnass in einem Topf zusammenfallen lassen. Dann gut abtropfen lassen und würzen. Die Tomate in Scheiben schneiden. Eine beschichtete Pfanne erhitzen und aus dem Teig einen Crêpe backen. Mit dem Gemüse und dem Schafskäse belegen und aufrollen.

Für den Kapha-Typ:
Statt der Tomate 2 Champignons und statt Schafskäse 3 ausgelöste, gegarte Garnelen verwenden, reichlich mit Pfeffer würzen.
Für den Pitta-Typ:
Statt Spinat Chicorée und statt Schafskäse Putenbrustaufschnitt verwenden.

Sonntag
Bis mittags nur warmes, abgekochtes Wasser (etwa 2–3 Gläser à 200 ml mit 1 TL Zitronensaft und 1–2 TL Honig) trinken. Bei großem Appetit 1 Glas (200 ml) frisch gepressten Obstsaft trinken.

Mittags: *Pikante Scampi-Pfanne mit Lauchzwiebeln*

Zutaten:
50 g Vollkornreis
Jodsalz
2 Lauchzwiebeln
1 kleine rote Paprika
1 TL Ghee
150 g frisches Ananasfruchtfleisch
4 ausgelöste Scampi
Pfeffer

So wird's gemacht:
Reis in Salzwasser gar quellen lassen. Die Lauchzwiebeln in Ringe schneiden und die Paprika würfeln. Ghee in einer Pfanne erhitzen, Lauchzwiebel und Paprika darin andünsten. Ananas würfeln. Reis abgießen. Reis, Ananas und Scampi zum Gemüse geben. Alles unter Wenden nochmals erhitzen und abschmecken.

Für den Vata-Typ:
Statt Paprika Möhren verwenden, mit reichlich frischem Koriander oder Thymian zubereiten.
Für den Kapha-Typ:
Statt mit Reis und Scampi mit roten Linsen und 100 g Hähnchenbrust zubereiten.

Für den Pitta-Typ:
Statt mit Reis und Ananas mit roten Linsen und 3 getrockneten Aprikosen zubereiten.

Abends: *Wintersalat mit gedünsteten Steckrübenstiften*

Zutaten:
200 g Steckrübe
1 TL Ghee
Jodsalz, Pfeffer
2 EL Weißweinessig
1 TL Honig
1 TL Haselnussöl
1 Möhre
150 g Ananasfruchtfleisch
1 Kolben Chicorée
1 Sesamknäckebrot

So wird's gemacht:
Steckrübe schälen und in feine Stifte schneiden. Ghee in einem Topf erhitzen und die Steckrübe darin 10 Minuten dünsten. Mit Salz und Pfeffer würzen. Essig, Honig, Salz und Pfeffer verrühren und das Öl unterschlagen. Die Möhre schälen und grob raspeln. Ananas würfeln. Chicoréeblätter ablösen und klein schneiden. Die vorbereiteten Salatzutaten und die Steckrübe auf einem Teller anrichten. Dressing darüber träufeln. Essen Sie dazu das Knäckebrot.

Für den Vata-Typ:
Ohne Honig zubereiten, zusätzlich mit Cayennepfeffer würzen.
Für den Kapha-Typ:
Statt Ananas Äpfel verwenden.

Fitness: Action bei Schnee und Eis!

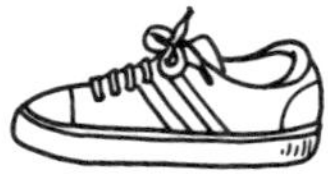

Bewegung und Sport im Winter tun unserem Körper gut und machen Spaß. Vor allem gemeinsam mit Freunden oder der Familie vertreibt ein Tag im Schnee garantiert trübe Wintergedanken und macht uns fit fürs Frühjahr.

Auf Kufen die Muskeln stärken

Schlittschuhlaufen stärkt die Muskeln der Ober- und Unterschenkel sowie die der Gesäßmuskulatur. Beim Lauf auf dem Eis werden Koordination, Schnelligkeit und Ausdauer trainiert. Das verbraucht zusätzlich Kalorien (bei 30 Minuten schon 200) und befreit von überflüssigen Pfunden. Und in freier Natur macht das Laufen auf den zwei Kufen noch viel mehr Spaß!

Beim Outdoor-Sport tankt der Körper Sauerstoff, Licht und hoffentlich auch ein bisschen Sonne

Fun-Faktor Rodeln

Rasant geht es den Berg hinab, der Körper tankt Sauerstoff, Licht und mit etwas Glück sogar ein paar winterliche Sonnenstrahlen. Die sind wichtig, um Vitamin D zu bilden, das für stabile Knochen sorgt und als Schutz vor Osteoporose dient. Und selbst das so gehasste Bergaufziehen des Schlittens birgt noch einen Fitness-Kick: Es verbindet Kraft- mit Ausdauertraining!

Trendsport: Eisstockschießen

Es funktioniert ein bisschen wie »Mensch ärgere dich nicht«, nur eben auf dem Eis: Zwei Mannschaften spielen gegeneinander. Auf dem Eis wird die Bahn markiert und das Ziel – die Daube – platziert. Dann locker durchschwingen und beim Abwurf einen sichernden Schritt

nach vorne machen. Mit viel Gefühl landet der Stock dann an oder nahe der Daube. Das Fitness-Plus dabei: Geschicklichkeit, Koordination und Kondition.
Doch ein gut platzierter Stock garantiert noch nicht den Sieg. Jeder nachfolgende Mitspieler kann sowohl den schon gesetzten Stock als auch die Daube verschieben und sich oder seine Mitstreiter in die bessere Ausgangsposition bringen. Am meisten Spaß macht es, den Gegner noch kurz vor dem Gewinn der Kehre, so heißt ein Durchgang, rauszuwerfen. Da heißt es, Ruhe bewahren, auch wenn der Stock mal übers Ziel hinausschießt und womöglich noch Stöcke der Mitspieler oder die Daube in eine ungünstige Position schiebt. Das Eisstockschießen ist ein herrliches Wintervergnügen. Lassen Sie sich von den Regeln nicht abschrecken: Am besten schnappen Sie sich beim ersten Mal einen Eisstock-Freizeitprofi und probieren das Spiel erst einmal unter seiner Anweisung aus.

Beauty: Die Ayurveda-Ölmassage

Massagen lösen innerliche und muskuläre Verspannungen

Regelmäßige Massagen sind ein wichtiger Bestandteil des Ayurveda. Verwöhnen Sie entweder sich selbst oder einen anderen lieben Menschen damit. Die sanften Bewegungen lösen Spannungen unter der Hautoberfläche und beeinflussen gleichzeitig die Organe positiv. Energieblockaden werden gelöst. Morgens regen sie den Blutkreislauf und den Lymphfluss an und wirken so entschlackend.
Nach der ayurvedischen Vorstellung ist unser Körper von einem Netz aus Reflexpunkten, den so genannten Marmapunkten, überzogen. Wenn Sie bei der Behandlung

warmes Öl einmassieren, lassen sich diese Punkte besonders behutsam drücken und die Körperenergien werden angeregt. Die Inder arbeiten meist mit Sesamöl, das zusätzlich einen entgiftenden Effekt hat. Alternativ können Sie jedoch auch Oliven-, Kokos- oder süßes Mandelöl verwenden. Neu auf dem Markt sind fertige Ayurveda-Ölmischungen, die besonders schnell einziehen. Wenn Sie nicht genau wissen, welches Öl zu Ihnen passt, sollten Sie einfach Ihrer Nase folgen.

Anleitung zur Ölmassage

- Suchen Sie sich einen ruhigen Raum, den Sie mit einem Räucherstäbchen harmonisieren.
- Das Öl müssen Sie vor der ersten Anwendung in einem Topf auf 110 Grad erhitzen. Danach ist es »gereift« und kann länger aufbewahrt werden.
- Für die Massage bringen Sie es dann auf Körpertemperatur. So fühlt es sich nicht nur angenehmer an, sondern zieht auch besser in die Haut ein.
- Setzen Sie sich nun auf einen Hocker, unter den Sie eine Badematte gelegt haben.
- Ölen Sie sich zunächst von Kopf bis Fuß ein.
- Dann massieren Sie etwa 15 Minuten alle Körperteile sanft mit leichtem Druck und kreisenden Bewegungen: Beginnen Sie mit der Kopfhaut und gehen Sie über den Haaransatz zu den Ohren.
- Schenken Sie den Ohrläppchen dabei besonders viel Aufmerksamkeit: Nehmen Sie diese zwischen Daumen und Zeigefinger und reiben Sie mit dem Daumen langsam auf und ab.

Streicheln Sie mit der Massage alle Sorgen fort

- Dann widmen Sie sich der Stirn: Streichen Sie diese so sorgfältig glatt, als wollten Sie auch alle Sorgen und belastenden Gedanken fortwischen.

- Nachdem Sie noch die Schläfen massiert haben, lassen Sie die Fingerkuppen über Kinn, Nacken und Hals gleiten.
- Danach sind die Arme dran. Massieren Sie zuerst den rechten, dann den linken Arm mit kräftigem Druck.
- Von den Schultern aus arbeiten Sie sich bis zu den Fingernägeln vor. Die Gelenke werden in kleinen Kreisen umrundet. Auf den Muskelsträngen auf und ab streichen.
- Dann geht's von den Schultern abwärts bis zum Bauch. Frauen massieren dabei um die Brust herum.
- Der Bauch wird nur von der rechten Hand in kreisenden Bewegungen im Uhrzeigersinn bearbeitet. Die linke Hand ruht dabei seitlich am Körper.
- Anschließend massieren Sie mit kräftigen Auf- und Abbewegungen Gesäß und Rücken.
- Bei der Beinmassage verfahren Sie wie an den Armen: zuerst das rechte, dann das linke Bein. Die Gelenke umfahren Sie wieder mit kreisenden Bewegungen. Die Muskelstränge streichen Sie kräftig ab.

Der krönende Abschluss: Die Fußmassage

Schenken Sie Ihren Füßen besondere Aufmerksamkeit – sie müssen uns den ganzen Tag tragen und werden oft vernachlässigt

An den Füßen befinden sich viele Reflexpunkte, deshalb sollten Sie ihnen besonders viel Aufmerksamkeit schenken:

- Legen Sie eine Hand auf den Fußrücken und die andere auf die Sohle.
- Streichen Sie behutsam mit der unteren Hand von den Zehen zum Knöchel und wieder zurück.
- Dann setzen Sie beide Daumen im Bereich der Ferse auf der Fußsohle an und arbeiten sich mit kleinen, kreisenden Bewegungen zu den Zehen vor.
- Danach streichen Sie wieder zur Ferse zurück.

- Massieren Sie anschließend jeden einzelnen Zeh und die Zwischenräume zwischen den Zehen.
- Beenden Sie die Massage mit einem warmen Bad oder einer heißen Dusche. Benutzen Sie dafür eine milde Seife, damit ein hauchdünner, pflegender Ölfilm auf der Haut zurückbleibt.
- Nach der Massage sollten Sie sich ausruhen; so wirkt die Ölmassage besonders intensiv und entspannend.

Nach einer Massage ist Ruhe angesagt

Die Alternative: eine anregende Trockenmassage

Immer wenn Sie das Gefühl haben, dass Ihr Körper eine intensive Anregung braucht, zum Beispiel während einer Entschlackungskur oder nach einer überstandenen Krankheit, sollten Sie diese Massage bevorzugen. Auch für Menschen, die zu fettiger Haut neigen, ist die Trockenmassage gut geeignet, da sie Bindegewebe, Kreislauf und Stoffwechsel besonders stark stimuliert. Für diese etwa 5-minütige, morgendliche Ganzkörperbehandlung nehmen Sie einen Handschuh aus Rohseide, den Sie in der Apotheke oder im Reformhaus kaufen können. Die Vorgehensweise ist die gleiche wie bei der Ölmassage. Anschließend tauchen Sie in ein warmes Vollbad, um die Ausschwemmung von Giftstoffen zu unterstützen.

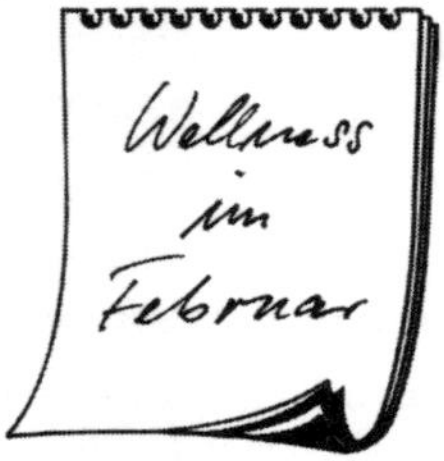

Frühjahrsmüdigkeit ade!

Der Januar schien endlos lang und jetzt im Februar weiß man nicht so richtig etwas mit sich anzufangen. Frühlingsgefühle kommen noch nicht auf und den Winter kann man eigentlich nicht mehr ertragen. Doch gegen diese negative Stimmung gibt es Abhilfe: »Das Paradies ist, wo ich bin«, sagte der französische Philosoph Voltaire. Seinen persönlichen Garten Eden gestaltet sich jeder selbst. Mut zum Kulturmix schafft dabei den höchsten Genuss. Das gilt für kulinarische Highlights vom Mittelmeer ebenso wie für chinesische Wohnphilosophien und japanische Schönheitstipps.

Ernährung: Die Mittelmeer-Diät

Essen Sie sich schlank und fit

Mittelmeerbewohner essen und trinken nach Herzenslust und sind trotzdem schlank und fit. Wie ungerecht! Der Trick: Südeuropäer ernähren sich traditionell viel gesünder und fettärmer als Nordeuropäer. Sie essen wenig Fleisch, dafür viel Fisch, Meeresfrüchte, frisches Obst und Gemüse, würzige Kräuter, Salat, Brot und kohlenhydratreiche Pasta.

Zubereitet werden diese vitalstoffreichen Begleiter mit hochwertigem, kaltgepresstem Olivenöl, das dem Körper reichlich essenzielle Fettsäuren und fettlösliche Vitamine zur Verfügung stellt. »Olivenöl extra vergine« schmeckt besonders aromatisch und hat den höchsten Anteil an Vitamin E und sekundären Pflanzenstoffen, wie zum Beispiel Phytosterinen. Vitamin E fördert die Durchblutung und schützt die Hautzellen vor schädlichen Umwelteinflüssen, wie UV-Strahlung.

Gesunde Sattmacher

Genießen Sie wie Franzosen, Spanier oder Italiener

Üppige Salate gehören zum Mittagessen à la Mittelmeer einfach dazu. Sie sättigen auf angenehme Art und liefern jede Menge gesunder Biostoffe, zum Beispiel Kalium, das Entschlackungsmineral. Es wird über die Nieren ausgeschieden und schwemmt unerwünschte Stoffwechselprodukte mit aus. Kohlenhydrate aus Brot und Nudeln werden sofort in Energie umgewandelt, sie steigern in kürzester Zeit die Leistungsfähigkeit und aktivieren den Stoffwechsel. Vollkornnudeln enthalten viele Ballaststoffe, so dass Sie sich schon nach einer kleinen Portion satt fühlen und es auch länger bleiben. Außerdem sind in den kernigen Vertretern der Nudelfamilie viele wertvolle Vitamine (vor allem die des B-Komplexes) und Mineralstoffe enthalten. Achten Sie außerdem darauf, Nudeln ohne Eier zu kaufen. Damit sparen Sie Fett und zusätzliche Kalorien.

Duftende Kräuter und Knoblauch sind weitere unverzichtbare Bestandteile der Mittelmeerküche. Verschwenderisch wird jedes Gericht mit Oregano, Basilikum, Thymian oder Rosmarin gewürzt. Knoblauch enthält ätherische Öle wie Allicin und wirkt wie ein natürliches Antibiotikum. Kräuter enthalten Vitamine, Mineral- und Biostoffe, die die Verdauungsorgane anregen und dadurch entschlackend wirken.

Trinken Sie zwischen den Mahlzeiten viel Wasser und ruhig auch mal ein Gläschen Rotwein. Im dunklen Rebensaft stecken sekundäre Pflanzenstoffe, wie Polyphenole. Sie regen das Immunsystem an und fördern die Verdauung. Außerdem kurbeln geringe Mengen Alkohol das Herz-Kreislauf-System an und wirken entwässernd. Im Gegensatz zum Bier wirkt Rotwein eher als Hungerbremse. Allerdings sollten Sie nicht mehr als ein kleines Glas (0,1 Liter) am Tag trinken. Fleisch spielt in der mediterranen Küche eine untergeordnete Rolle. Italiener, Spanier oder Griechen essen viel Fisch und Meeresfrüchte oder ganz vegetarisch. Auch wir verzichten darum während unseres Mittelmeer-Wochenendes auf Fleisch.

Der Mittelmeer-Effekt

Mediterraner Genuss ist gesund

Das Tolle an der mediterranen Ernährung: Sie senkt den Cholesterinspiegel, beugt Arteriosklerose vor, schützt vor Bluthochdruck, kurbelt die Verdauung an und macht eine tolle Figur. Alle Gerichte, die es an diesem Wochenende gibt, sind leicht verdaulich, belasten nicht und werden mit frischen Kräutern gewürzt. Ein kleines Glas Rotwein (0,1 l) am Abend ist natürlich auch erlaubt.
Ganz wichtig: Die Gerichte sollen alle Sinne anregen. Es gibt immer mehrere Gänge, die aus vielen kleinen Portionen bestehen. Und: Nehmen Sie sich viel Zeit für den Genuss – im Süden sind zwei bis drei Stunden Mittagspause normal.

Fitmacher des Monats

Vollkornnudeln: Kein Leistungssportler wird versäumen, vor einem wichtigen Wettkampftag noch eine ordentliche Portion Pasta zu verdrücken. Grund: Der

hohe Kohlenhydratgehalt füllt die Energiespeicher des Körpers noch einmal so richtig auf. Am besten funktioniert das in Kombination mit den B-Vitaminen, die vor allem in der Vollkornvariante enthalten sind. Sie steuern nämlich den Kohlenhydratstoffwechsel. Ein weiterer Pluspunkt sind die enthaltenen Ballaststoffe, die für eine reibungslose Verdauung sorgen. Wenn Sie auf fette Soßen verzichten und stattdessen reichlich Gemüse zu den Nudeln essen, schonen Sie auch Ihr Kalorienkonto – denn das Dickmacher-Image der Nudeln ist schlichtweg unwahr.

Olivenöl: Je grüner, desto besser. Hochwertiges, kaltgepresstes Öl mit intensiver Farbe fördert die Verdauung und gilt in seinen Heimatländern als Heilmittel für Leber und Galle, denn das fruchtig-aromatische Öl kurbelt die Gallenproduktion an. Verantwortlich dafür sind Glykoside und cholinähnliche Substanzen, Biostoffe, die in der Olive stecken. Durch seine günstige Fettsäurenzusammensetzung senkt das Öl außerdem genau den Anteil des Cholesterins, der für Herz- und Gefäßbeschwerden verantwortlich gemacht wird. Verwenden Sie das gesunde Öl darum so oft wie möglich als Dressing in Salaten.

Rezepte

Zwischenmahlzeiten

Wählen Sie aus diesen Vorschlägen zwei Zwischenmahlzeiten pro Tag:

- 1 Kolben Chicorée klein schneiden; 1 Mandarine schälen, Filets herauslösen, mit 1 EL Magerquark und 1 EL Zitronensaft verrühren; dann das Dressing über den Chicorée geben.

- 1 kleine Banane schälen und längs halbieren; in einer beschichteten Pfanne mit 1 TL Limettensaft braten und mit 1 TL Honig beträufeln.
- 1 Mandarine schälen, Filets herauslösen und mit 150 ml Buttermilch, 1 EL Limettensaft und 1 TL Honig in einen Shaker geben und gut durchmixen.
- 1 Orange sorgfältig schälen, in Scheiben schneiden, in eine Gratinform schichten, mit 1 TL Honig beträufeln und mit 1 TL gehobelten Haselnüssen bestreuen; unter dem heißen Grill kurz bräunen. Dazu dürfen Sie 1 Espresso oder 1 kleinen Milchkaffee trinken.

Freitag

Abends: *Nudeln mit Pfifferlingen und Rauke*

Zutaten:

50 g Bandnudeln
Jodsalz
3 getrocknete Tomaten
200 g Pfifferlinge
1 Schalotte
1 TL kaltgepresstes Olivenöl
Pfeffer
50 g Rauke

So wird's gemacht:

Nudeln nach Packungsanweisung in Salzwasser garen. Tomaten würfeln. Pfifferlinge putzen und eventuell klein schneiden. Schalotte fein hacken und mit getrockneten Tomaten und Pilzen im heißen Öl 4 Minuten braten, mit Salz und Pfeffer würzen. Nudeln abgießen, gut abtropfen lassen und mit den Pilzen mischen. Rauke verlesen, grob hacken und unter die Nudeln mischen.

Samstag

Morgens: *Nuss-Crunch mit Obst und Paprikaquark*

Zutaten:

1 EL kernige Haferflocken
1 TL gehobelte Haselnüsse
1 Orange
1 kleine Banane
1 Stück rote Paprika
2 EL Magerquark
1 EL Mineralwasser
Jodsalz
Pfeffer
1 Sesamknäckebrot

So wird's gemacht:

Haferflocken und Nüsse in einer Pfanne rösten, bis sie zu duften anfangen. Orange filetieren, Banane klein schneiden, beides mischen und Haferflocken-Nuss-Mischung darüber streuen. Paprika fein würfeln, mit Quark, Mineralwasser, Salz und Pfeffer verrühren und auf dem Knäcke anrichten.

Mittags: *Gemüse-Nudel-Omelette mit Gartenkresse*

Zutaten:

150 g Nudeln
Jodsalz
1 Lauchzwiebel
1 Stück rote Paprika
1 Tomate
1 Zucchini
4 Champignons
1 Ei (Größe M)
2 EL Mineralwasser

Pfeffer
1 TL kaltgepresstes Olivenöl
½ Beet Gartenkresse

So wird's gemacht:
Nudeln nach Packungsanweisung in Salzwasser garen. Zwiebel, Paprika, Tomate, Zucchini und Pilze klein schneiden. Ei, Mineralwasser, Salz und Pfeffer verquirlen. Die Nudeln abgießen und gut abtropfen lassen. Die Hälfte davon für das Abendessen beiseite stellen. Öl in einer Pfanne erhitzen, Gemüse darin andünsten, Nudeln zugeben und würzen. Ei darüber gießen und stocken lassen. Mit der Kresse dekorieren.

Abends: *Nudelsalat mit Orangen-Vinaigrette*

Zutaten:
1 EL Weißweinessig
Saft von 1 Orange
1 TL kaltgepresstes Olivenöl
Jodsalz
Pfeffer
1 Lauchzwiebel
2 schwarze Oliven ohne Stein
1 Tomate
30 g Rauke
vorgegarte Nudeln vom Mittag

So wird's gemacht:
Essig, Orangensaft, Öl, Salz und Pfeffer verrühren. Lauchzwiebel und Oliven klein schneiden und unterrühren. Tomate würfeln, Rauke klein schneiden und beides mit den Nudeln unter das Dressing heben. Nochmals abschmecken.

Sonntag

Morgens: *Kressequark, Orangensaft und Honigtoast*

Zutaten:

2 EL Magerquark
1 EL Mineralwasser
Jodsalz
Pfeffer
1 Vollkornbrötchen
½ Beet Gartenkresse
2 Saftorangen
1 Vollkorntoast
1 TL Honig

So wird's gemacht:
Quark, Mineralwasser, Salz und Pfeffer verrühren und auf das Brötchen streichen. Kresse darauf verteilen. Orangen auspressen. Toast rösten und mit Honig bestreichen.

Mittags: *Vollkornnudeln mit Steinpilz-Tomaten-Pesto*

Zutaten:

2 EL getrocknete Steinpilze
2 Tomaten
Jodsalz
Pfeffer
1 TL kaltgepresstes Olivenöl
80 g Nudeln
50 g Rauke

So wird's gemacht:
Die Steinpilze in Wasser einweichen. Die Tomaten entkernen und fein würfeln. Pilze abtropfen lassen und das Einweichwasser auffangen. Dann die Pilze fein hacken und mit dem Einweichwasser und den Tomaten

aufkochen. Köcheln lassen, bis die Flüssigkeit fast ganz verdampft ist. Mit Salz und Pfeffer würzen, Öl unterrühren. Nudeln garen ($^{1}/_{3}$ davon für das Abendessen beiseite legen). Rauke klein schneiden. Nudeln abgießen und mit der Rauke mischen. Pilz-Pesto dazu servieren.

Abends: *Zucchini-Nudel-Pfanne*

Zutaten:

- 2 Zucchini
- 2 Tomaten
- 1 TL kaltgepresstes Olivenöl
- Nudeln vom Mittag
- Jodsalz
- Pfeffer
- 1 Ei (Größe S)
- 1 EL Mineralwasser
- 1 EL saure Sahne
- 1 Bund frische Kräuter

So wird's gemacht:
Zucchini und Tomaten klein schneiden. Öl in einer Pfanne erhitzen und Zucchini darin andünsten. Nudeln und Tomaten zugeben und würzen. Ei, Mineralwasser, Sahne, Salz und Pfeffer verquirlen. Kräuter hacken und unterrühren. Das Ganze über die Gemüse-Nudeln gießen und stocken lassen.

Wohlbefinden: Feng-Shui – Räumen Sie auf!

Der Ort, an dem wir zu Hause sind, sollte uns Geborgenheit und Bequemlichkeit bieten. Beides brauchen wir, um uns von den Alltagsstrapazen zu erholen. Doch viele Menschen spüren keine Erleichterung oder Entspannung, wenn sie die Wohnungstür hinter sich schließen und die vertrauten vier Wände um sich haben. Irgendetwas stimmt für sie nicht. Die Wohnung ist vielleicht zu voll gestellt, zu ungemütlich oder hat keine angenehme Ausstrahlung. Wenn auch Sie so ein Unbehagen beschleicht, ist es höchste Zeit, etwas zu ändern. Oft genügt es schon, wenn Sie die Wände neu streichen, einen helleren Teppich anschaffen oder rigoros entrümpeln.

Oft reicht es, nur eine Kleinigkeit zu ändern, um sich in seinen vier Wänden wieder wohl zu fühlen

Wohnen in Harmonie

Es ist keine reine Geschmacksfrage, ob wir uns in unserer Wohnung heimisch fühlen oder nicht. Häuser, Möbel, Teppiche, Vorhänge, Lampen usw. wirken auf jeden von uns anders. Haben Sie nicht auch schon mal das Gefühl gehabt, dass ein bestimmter Raum Wärme ausstrahlt, irgendwie »lebt«? Was wir immer nur intuitiv erfahren haben – die Abneigung gegenüber bestimmten Gegenständen und die Sympathie für andere –, erklärt die altchinesische Lehre des Feng-Shui ganz konkret durch die Lebensenergie *Chi*: Ist der Energiefluss in einem Raum gestört, fühlen wir uns dort nicht wohl. Feng-Shui bedeutet wörtlich übersetzt »Wind und Wasser« und hat viel mit dem Zusammenspiel von Naturkräften zu tun. Wenn Sie Ihre Wohnung einer Frühjahrskur unterziehen wollen, können Sie aus dieser asiatischen Lebensphilosophie ganz pragmatische Hilfestellung beziehen.

Räume reinigen

Auch Ihre Wohnung braucht eine Frühjahrskur

Während Sie Ihre Wohnung aufräumen und entrümpeln, reinigt sich gleichzeitig Ihre Seele von unliebsamen Erinnerungen. Haben Sie schon einmal überlegt, was Sie in Ihrem Wohnzimmer alles erlebt haben? Ereignisse sind Energien und diese prägen einen Ort. Neben dem guten alten Frühjahrsputz gibt es zusätzlich Methoden zur energetischen Raumreinigung: Kerzen, energetisches Wasser, Blüten, Duft und schöne Steine eignen sich hervorragend dazu.
Besonders effizient ist die Klangreinigung. Dafür können Klangschalen, Rasseln, Glocken oder Trommeln verwendet werden. Öffnen Sie ein Fenster und führen Sie das Ritual bei vollkommener Ruhe durch. Den ersten »klingenden« Rundgang, der alte Energien löst, unternehmen Sie mit einem tief gestimmten Instrument. Bewegen Sie sich rhythmisch schlagend entlang der Wände. Den zweiten Durchgang machen Sie mit einem höher klingenden Instrument. Damit geben Sie den Räumen eine neue, feine Schwingung. Zur Nachreinigung können Sie die Räume mit Rosenwasser besprühen oder mit Salbei beräuchern.

Tipps für die Neugestaltung

Im nächsten Schritt beginnen Sie, Möbel neu zu arrangieren und harmonisch zu platzieren. Dabei sollten Sie immer die Ausgewogenheit des Gesamtkonzeptes im Auge behalten.

Wohnzimmer

- helle Wandfarben;
- Sitzplatz gegenüber der Eingangstür;
- ein runder oder ovaler Holztisch wirkt sich positiv in der Raummitte aus;

- Vorhänge schützen vor störenden Umwelteinflüssen;
- große Pflanzen nehmen Elektrosmog auf.

Esszimmer
- der Tisch darf nicht unter einem Dachbalken stehen; seine Form sollte nach Möglichkeit oval oder achteckig sein;
- Lampen nicht über den Sitzenden platzieren.

Schlafzimmer
- Kopf nicht nach Westen;
- Füße nicht zur Tür richten;
- scharfe Kanten oder Spitzen dürfen nicht zu den Schlafenden gewandt sein;
- Spiegel dürfen nicht aufs Bett zeigen;
- Bücherregale bringen Unruhe ins Zimmer;
- nach Möglichkeit auf elektrische Geräte und Uhren über dem Bett verzichten.

Arbeitszimmer
- nicht mit dem Rücken zur Tür sitzen;
- der Schreibtisch sollte nicht gegenüber der Tür, in der Mitte des Zimmers oder zwischen Fenster und Tür stehen.

Küche
- Herd nicht neben das Spülbecken stellen;
- Kühlschrank nicht neben den Herd stellen;
- Arbeitsflächen und Schränke mit runden Kanten wählen;
- Messer immer in Messerblöcken oder Schubladen verstauen;
- Bilder mit frischem Gemüse oder Getreide sollen Wohlstand bringen.

Kinderzimmer
- das Bett in größtmöglichem Abstand zu Tür und Fenster aufstellen;
- Vorhänge bieten mehr Schutz als Rollos;
- ein Mobile in der Zimmermitte vermittelt Sicherheit;
- ein runder Kristall im Fenster unterstützt die Kreativität des Kindes;
- bevorzugen Sie Möbel mit runden Ecken und Kanten.

Bad
- glänzende Oberflächen und Spiegel wirken sich günstig aus;
- Pflanzen fördern eine entspannte Atmosphäre;
- helle Farben sorgen für einen guten Energiefluss;
- synthetische Teppichböden und Stoffe wirken sich negativ aus.

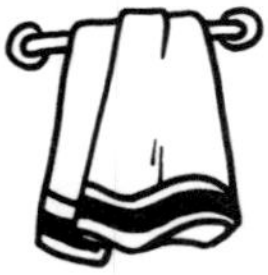

Beauty: Schönheitsgeheimnisse aus dem Land des Lächelns

Asiaten sind Meister darin, Traditionelles und Modernes zu verbinden. Dabei unterstützt sie die Natur: ein kosmetisches Schlaraffenland. Ginkgo, Ginseng, Reis, Algen, Seide, grüner Tee, Kamelie – viele Kostbarkeiten müssen nur geerntet, verfeinert oder verarbeitet werden.

Wohltuende Bäder

Bäder sind in Japan traditionell ein Ort der Schönheit

Die Japaner genießen diese Zutaten z. B. in Bädern, die in Japan traditionell ein Ort der Schönheit sind. Wer es sich leisten kann, nimmt ein Schönheitsbad im *Sento*, dem luxuriösen Badezuber zu Hause. Im 40 Grad warmen Wasser entfalten sich ätherische Öle, wie Lotus oder Mandarine, besonders gut. Die anderen tauchen im *Furo*, dem öffentlichen Badehaus, unter. Großes Glück haben alle, die nahe den so genannten *Onsen* leben. Diese natürlichen Mineralbäder speisen sich aus warmen, vulkanischen Quellen. Dazu passt der Zen-Spruch: »Wirf deine Gedanken wie Herbstblätter in einen blauen Fluss. Schau zu, wie sie hineinfallen und davontreiben. Und dann: vergiss sie.« Diese Weisheit trifft auch auf die Körperreinigung zu, denn fließendes Wasser spült nicht nur abgestorbene Hautschüppchen und Staub fort, sondern erneuert auch die Seele. Als Europäer kann man mit entsprechenden Badezusätzen, wie Ölen und Sprudeltabs, diesen asiatischen Wellness-Trip im heimischen Bad nachahmen. Deko-Elemente, wie schwimmende Kerzen in Lotusform, machen die Illusion perfekt.

Fließendes Wasser erneuert die Seele

Sanfte Gesichtspflege

Zart und durchscheinend wie feines Porzellan, makellos und glatt wie eine Lotusblüte – so soll nach asiatischer Schönheitslehre der Teint aussehen. Und genauso behutsam möchte er auch behandelt werden. Denn unsere Haut hat einen direkten Draht zur Seele: Über unzählige Energiepunkte, die *Tsubos*, ist sie mit unseren inneren Organen verbunden.

Das Komplettprogramm für einen tollen Teint:
Zur Reinigung das Gesicht erst heiß waschen und dann ein Peeling mit Azukibohnen oder Seidenfibroin auftragen. In Ruhe meditativ einmassieren und sanft abspülen. Zum Schluss etwas grünen Tee auf einen Wattebausch geben und das Gesicht damit abtupfen.

Wer es lieber fix und fertig mag, nimmt ein asiatisches Gesichtswasser. Auch das nachfolgende Eincremen wird mit dem Zen-Gedanken zur Kunst! Die Pflegeprodukte sollten ganzheitliche Wirkstoffe enthalten, wie z. B. Orchideen, die auch in der chinesischen Medizin angewandt werden. Stellen Sie sich beim Auftragen vor, dass Ihre Haut aus feiner, dünn gewebter Seide besteht. Massieren Sie die Creme dann in kreisenden Bewegungen ein. Dadurch stimulieren Sie die Tsubos und bringen die Lebensenergie Chi zum Fließen.

Die Lebensenergie zum Fließen bringen

Faltenlos dank grünem Tee

Das Heißgetränk ist – getrunken oder aufgetragen – ein wahres Wundermittel. Da grüner Tee über die Wirkstoffe mit dem höchsten Potenzial an Antioxidantien verfügt, kämpft er wie ein Samuraikrieger gegen Attacken aggressiver freier Radikalen und mindert so die Faltenbildung. Außerdem enthält er Polyphenole, die die Blutgefäße gesund halten.

> *Geishas brauen sich traditionell eine hoch konzentrierte Grünteepflege selbst:*
> Sie verquirlen zwei EL Grünteepulver mit 120 ml heißem Mineralwasser, lassen die Mixtur abkühlen und klopfen sie mit einem Wattepad sanft aufs Gesicht.

Grüner Tee ist ein belebendes Beauty-Elixier

Weltweit werden Grüntee-Extrakte in der Kosmetik eingesetzt, um sensible und irritierte Haut zu schützen. Das Aroma des grünen Tees hat eine belebende Wirkung auf den gesamten Organismus. Sein Duft verfeinert Duschlotionen und Badezusätze.

Stichwortverzeichnis